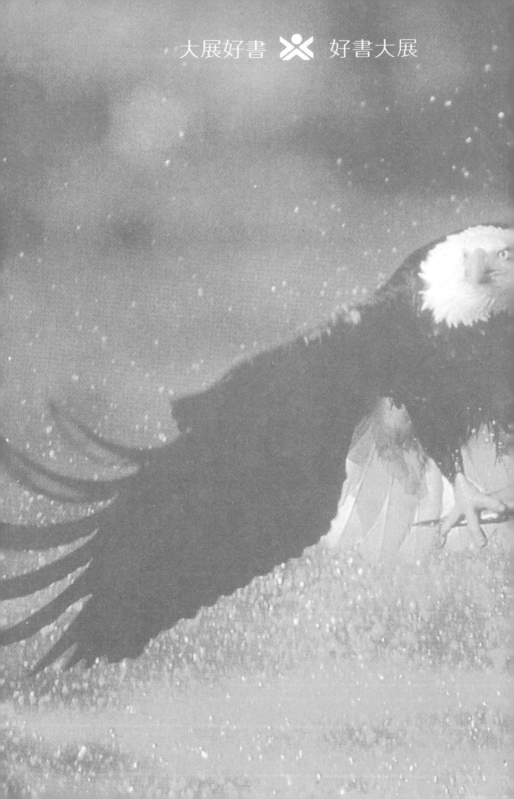

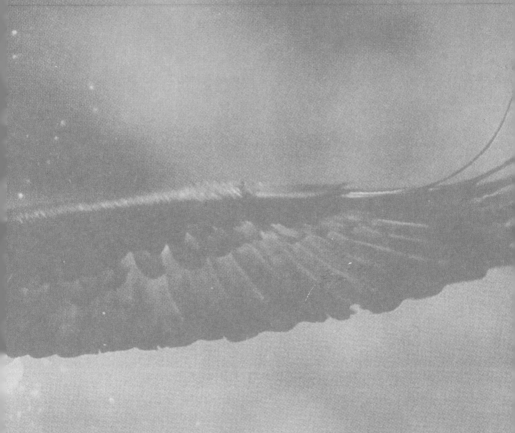

大展好書 ✕ 好書大展

養生保健 22

八卦三合功

張全亮／著

大展出版社有限公司

內容提要

　　八卦三合功亦稱「八方力三合功」，是當代著名武術家、氣功家李子鳴（已故）、王培生先生之入室弟子，八卦掌、吳式太極拳之第四代傳人張全亮先生在我國傳統武術、氣功和傳統醫學的基礎上，博採眾家之長，並結合自己多年練功經驗和現代科學理論與研究成果，而創編的一套功法。這套功法，不僅易學易練，而且具有強身治病、練習技擊和開發人體潛能等多方面的功效。

尊師重道

承龍發展

賀「八卦三合功法」面世

徐才

九三．四月

徐才題詞

6 八卦三合功

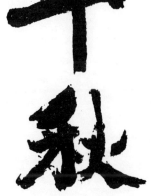

全亮世先仁大人

河北冬之人李子鳴于八桂卒研究会

李子鳴題詞

目　　錄

王序 ·· 11

吳序 ·· 13

一、概說 ··· 15

二、功法的構成和練功時間的安排 ···························· 18

三、功法 ··· 21

  1.八卦洗髓悅周天（八卦洗髓功）················· 21

  2.太極按摩無滯點（太極按摩術）················· 35

  3.天機撥動真人現（天機撥動法）················· 60

  4.伸柔振蕩意自然（周身大練法）················· 73

  5.擊打抓摔似瘋癲（周身擊打法）················· 108

  6.「八樁」站就人難犯（八樁站練法）············ 116

  7.三才通透顯奇觀（三才通透法）················· 133

  8.萬法歸宗道仙全（陰陽合一法）················· 164

  9.奇功種種任君選（法無定法）··················· 171

四、氣功發氣治病的具體方法 ································· 173

  1.帶功按摩法 ································· 174

  2.撫摸灌氣法 ································· 174

  3.離體灌氣法 ································· 175

  4.持物灌氣法 ································· 175

  5.向替身灌氣法 ······························ 175

  6.調己治彼法 ································· 176

  7.神光照射法 ································· 176

  8.彼此環流法 ································· 176

  9.形象虛治法 ································· 176

10.秘訣默念法 ──────────── 176

11.形象呼叫法 ──────────── 178

12.信息食入法 ──────────── 178

13.信息物佩帶法 ────────── 178

14.功法調治法 ──────────── 178

15.入體治療法 ──────────── 179

16.遙感治療法 ──────────── 179

17.組場治療法 ──────────── 179

五、受益者的回聲 ──────── 182

1.我佩服您的那雙神奇的手 ──── 182

2.八卦三合功使我和以前判若兩人 ── 182

3.我練八卦三合功的體會 ───── 183

4.氣功治好了我的腎結石 ───── 185

5.我的主動脈竇瘤殘渣不見了 ─── 186

6.八卦三合功治病止痛有奇效 ─── 186

7.張老師一次治好了我的腰疼病 ── 187

8.張老師妙手回春，使我重返工作崗位 ── 188

附：十四經腧穴主治分部示意圖 ──── 190

跋 ───────────────── 196

王　序

　　天下學問，源自一家，支蕃各異，殊途同歸。藝事之途，津梁各有所擇，全憑意造有法。

　　混沌天地，日月明之中和陰陽謂之三才。三才立而萬物生，且由生而茂、而盛。修身之法，至誠為上。至誠心正，心正德立，德立忠厚，忠厚身修。

　　止戈為武。技藝方法謂之術。通過拳法技術的學習，便可達到強健體魄、抵禦外來侵犯的目的。

　　運動健身之法，古今中外種類繁多，各有所長，亦各有所短。唯中華武學，體用兼修，內外兼練，為天下之最。武學以陰陽、五行、八卦為指導，得其義而勤修之者，自可逐日精進。待練到一氣通身、通身一氣之時，非只弱者可以變強、病者可以康復，人體之潛能，亦可得到極大的開發。

　　真氣運行，方為真運；合理而動，方為真動。運動量之大小，須順情合理，因人而異。至於春夏秋冬、風晴雨露，亦應隨陰陽之轉換、五行之生剋、八卦之變動而有所不同。同與不同，只有掌握此中真諦，方可運用隨心。

　　今吾入室弟子張全亮君根據師傳和幾十年的練功經驗，博取衆家之長，寫成≪八卦三合功≫一書，閱後甚為欣慰。

　　此書內容豐富，言簡意賅，時有一語道破天機之處。書中所介紹的功法，不僅合乎傳統武術、氣功的要求，且與許多現代科學的理論相合。這些功法，易學易練，易於上身。

　　讀者若能按照書中所說堅持不懈地練下去，則定能取得強

身健體、益壽延年的效果。即此為序。

　　　　　　　　　　　　王力泉字培生
　　　　　　　　　　癸酉年暮春於京師

吳 序

　　我和全亮先生相識多年，常為他的武術知識的淵博和氣功功法的精湛所折服。他自幼喜愛武術，後來又醉心於氣功、中醫的研習，曾先後隨八卦掌名家李子鳴先生學習梁式八卦掌、太極拳名家王培生先生學習吳式太極拳。他在長期實踐的基礎上，博採衆家之長，將武術與氣功緊密結合而自成一家。青少年拜他習武者有之，體弱者求他授以養生之術者有之，疾病纏身者向他求治者有之，我也曾多次請他為≪武術健身≫雜誌撰寫文章。他除了要做好本職工作外，每天從早到晚還要處理這麽多的事務。但他從不嫌煩，而是有求必應、甘盡義務。這就是我所熟悉的全亮先生。

　　最近，他以即將付梓的力作≪八卦三合功≫見示，並要我寫幾句話。我除了為他的新成就感到高興外，還想告訴讀者：這套有繼承，有發展，集養生、技擊藝術於一體的功法，讀者如能認真習練，定會收到良好的效果。

　　中國的醫學、武術，旨在造福人類，全亮先生出版他的著作的目的也是如此。我相信，本書和其中所介紹的功法，一定會在武術、氣功界引起很大的回響並受到廣大讀者的喜愛。

潤章吳文翰

1933年4月10於燕居齋

一、概　說

　　八卦三合功，是筆者在總結自己多年習練武術、氣功和從事醫療實踐的基礎上，博採眾家之長而創編的一套行之有效而頗具特色的功法。這套功法，把武術和氣功，治病和健身，抗暴和挖掘人體潛能融為一體，簡明、系統、清新、有趣，並可達到一功多效的目的。

　　這套功法，亦稱「八方力三合功」。「八方」，即八卦。之所以冠以「八方」、「八卦」之名，是想表明，它是以陰陽五行之說、太極八卦之理，作為該功法的理論基礎，以探究天、地、人「三才」之奧秘的。此外，「八方」還有喚起同道，打破門戶之見，博採古今各門各派之長，並以古今中外有關科學之理論，特別是我國中醫、氣功、武術的有關理論（主要是太極、八卦）和現代「三論」（信息論、系統論、控制論）對人體進行深入研究的意思。

　　在這個問題上，我們應該採取科學的態度。我們不能不加分析地簡單地否定古今中外練功家在練功中出現的各種奇異現象，也不能毫無根據地誇大這些現象。對於這些現象，我們應盡可能地用現代科學知識予以解釋；一時解釋不了的，要本著百花齊放、百家爭鳴的方針和去粗取精、去偽存真的原則認真地觀察，反覆去實驗、思考，要承認和尊重「唯象」理論。

　　「力」則表示人體的活力、力量、潛力、效力、能力、力點、內勁等等。練功的目的在於增強人體活力，提高人體力量，挖掘人體各方面的潛在能力，增強治病、健身、抗暴和了解

自然、認識自然、改造自然、駕馭自然的能力。

「三合」是指在練功的過程中，要做到手與足合，肘與膝合，肩與胯合（外三合）和心與意合，意與氣合，氣與力合（內三合）；在練功和日常生活中，要做到天、地、人相合——與天合則健，與地合則康，與人合則順；在對待門派上要做到儒、釋、道三教合一，取長補短；在學術理論上，要做到氣功、武術、醫學相結合，現代理論、古代理論和自身實踐相結合。

簡而言之，本功法是一套動靜結合、內外兼修、體用兼備、博採衆長、自成一體，氣功與武術、健身與抗暴、治病與挖潛、練功與做人熔為一爐的功法。

從健身的角度看，它能使練功者身體的各部位都能得到濡養、按摩、舒展、振顫和意、氣、力的鍛鍊。

從提高人體素質和提高技擊能力的角度看，它能使練功者周身各部反應靈敏，應物自然，能剛、能柔，發力穩健，收放自如。

從挖掘人體潛能的角度看，練此功法得氣快，治病效果顯著，每日晨昏各練一次，堅持不懈，一般疾病可在短時期內不藥而癒；久治不癒的慢性疾患或疑難病症，堅持練本功法也能取得滿意的療效（如能子時、午時①各加一次，則效果更好）。堅持長久練習，可以做到功隨意長，部分人可以激發特異功能。一般人練此功法三個月後，即可用內氣為自己或他人治病

①舊時計時，將一晝夜分為十二時辰，每一時辰合今之兩小時。十二時辰分別以十二地支為名，分別為：子時、丑時、寅時、卯時、辰時、巳時、午時、未時、申時、酉時、戌時、亥時。子時為夜半11時至1時，午時為中午11時到1時，餘類推。

。本功法在練習過程中，不易出偏差，同時還可以糾正因練習某些功法出現的偏差。

本功法在做人方面，強調扶正祛邪，常養浩然正氣。不練邪門歪道，不准做壞事。多做有益於國家、有益於大眾、有益於他人之事。在處理各種事物方面，強調天人合一，順其自然，要把人體的小磁場和宇宙的大磁場融為一體，把自己的生存與整個社會、民族、人類的生存融為一體。

從宇宙中吸取營養，從群眾和社會實踐中學習知識，增長才幹，以探索大自然的奧秘，為社會和人類造福。不做違逆歷史、違背客觀規律的事。看問題要用歷史的、全面的、發展的觀點，要用存在決定意識，實踐是檢驗真理的唯一標準的馬克思主義認識論來指導自己的氣功實踐和各方面工作。練功的人應該在精力、能力、體力、耐力，在思想境界、道德品質、進取精神，在開拓、創新、奉獻等方面超過常人。

現在社會上有一些人，一談練功就精神振奮、滔滔不絕，一談工作、學習、奉獻和國家大事則索然無味，一無所知，這就違背了本功法所強調的正氣千秋、天人合一的宗旨。

另外，我們在對待練功實踐中出現的一些良性意念和良性現象，要注意只著意，不追求，要斂神內視，鬆靜自然，虛心體察，讓其穩定持續發展，做到不驚、不急、不躁、不助、不丟。

對出現的一些不良意念和不良現象，則要處之泰然，不驚不懼。這既是練功得道的方法，也是做好各項工作所必需的。

二、功法的構成和練功時間的安排

八卦三合功，包括三個部分，八段功法。這些功法，可以概括為如下幾句口訣：

八卦洗髓悅周天，

太極按摩無滯點。

「天機」撥動「真人」現，

伸柔振蕩憙自然。

擊、打、抓、摔似瘋癲，

「八樁」站就人難犯。

「三才」通透顯奇觀，

萬法歸宗「道仙」全。

這幾句口訣，每一句說的是一段功法：前三段為第一部分，中間三段為第二部分，後兩段為第三部分。這三個部分，由初級到中級再到高級，層次分明。

第一部分的三段功法，偏重於治病健身，同時有很好的挖掘人體潛能和提高抗暴能力的作用。

第二部分的三段功法，偏重於提高技擊抗暴能力，同時有很好的治病健身和挖掘人體潛能的作用。

第三部分的兩段功法，偏重於挖掘人體潛能，熔健身和提高抗暴能力、挖掘人體潛能於一爐。求天人合一，求高度虛靜，求一靜生萬動，求一靜制萬動、一靜代萬法、一靜受萬益，求縱觀天地人「三才」之奧妙是本功法的最大特點。

上述三部功法，每一部分都是相對獨立的；同時，三部分

之間又是互相聯繫的。初學這套功法的人，可按初級——中級
——高級的順序依次安排練習：每日晨昏各練一次，每次一小
時，每級練習期限為一年，全部功法三年學完。每一部分中的
幾段功法，也都是既相對獨立又相互聯繫的，習練者也應按從
低到高的順序依次安排練習，每級時限為四個月，合起來正好
是一年。

在學習每一段功法時，習練者還可按有形無意（即只求動
作熟練，不加任何意念）、形意相隨（即在做每一個動作時，
按功法的意念要求進行想像，想和練同時進行）、有意無形
（即按已練熟的動作路線和要求進行想像練習，四肢不隨著做
動作，或把自己的形象想像出來，站在自己前面，指令和觀察
自己的虛相去做動作）把這段功法再分成三個階段進行練習，
每一個階段期限為40天，三個階段合起來為四個月。

也就是說照此練法每段功法分三級，每級練40天，三四120
天，三段功法是360天整一年，三部分功法共練三年。唯有第
三部分是兩段功法，何以分為三級？這裡需要補充一句口訣：
「奇功種種任君選」。就是說你可根據自己近三年的練功體會
和個人愛好，在前面的八段功法中任選一種作為長久功法練習
，以作為第三部分的高級功法，也可根據自己的悟性創編並習
練一種屬於自己的新功法。

上述練法是規定練法，習者也可不必循規蹈矩地練習，而
根據自己的身體狀況、時間條件、興趣愛好、追求目標、功底
基礎等自行選擇安排——可在大範圍（即全部三部分功法）內
按初級、中級、高級安排練習；也可以在中範圍（即每一部分
的三段功法）內，按初級、中級、高級安排練習；還可以在小
範圍（即八段功中的任意一段）內，按初級、中級、高級安排
練習；也可以不分初、中、高三級，根據自己的意向隨意在大

、中、小範圍內，進行連續練習。

　　但是無論採取哪一種練法，只要堅持不懈，按要求練習，都可以達到異曲同工、一功多效之目的。但是欲要攀登高峰，達到較高造詣，必須風雨無阻，寒暑不輟，朝夕演練，而不能一曝十寒，見異思遷，三天打魚，兩天曬網。且武術、氣功均是一門綜合性科學，學無止境，登高自卑，人外有人，天外有天，門派之間各有所長，習練者絕不可淺嘗輒止，固步自封，而要一生學習奮鬥，百折不回，博採眾長，自強不息，以不到長城非好漢的精神，勇於攀登。

　　只有這樣，才能不斷前進，才有可能達到理想的境界，否則如同逆水行舟，不進則退。

三、功　法

1.八卦洗髓悅周天（八卦洗髓功）

　　本功法主要是以八卦樁基的變化為主，以特殊意念的練習為輔，長期習練可以使人重心穩定，並通經化瘀；習練者可自感周身空透，彈性極大，氣感極強，內外交融，氣吞山河。此乃築基之法，又是「通天」之功，是八卦內功的高級功法，對治病、健身、抗暴、挖掘人體潛能，對陶冶情操、淨化心靈，對調整身體各部機能、糾正各種練功偏向，都有極好的效果。

　　首先讓我們談談練功的時間問題。本功法的練功時間，可以選擇，也可以設想——都要按子午流注①法，根據五行生剋之理，視自己的病情和要達到的目的去選擇或設想。練功者一般都可以選擇或設想寅時、酉時、子時三個時辰，也可以只練寅時和酉時。如果採用設想法，則不受時間限制，任何時候練功，都可以想像是太陽噴薄欲出的早晨（你會感到心曠神怡），也可以想像是晚霞滿天的黃昏（你會覺得周身輕鬆有力），也可以想像是繁星滿天的子夜（你會覺得十分寧靜、清醒）。

　　至於練功環境，同樣是可以選擇，也可以設想。如住地附

---

　　①「子午流注」為我國針灸學和氣功學術語。按照子午流注的理論，人體十二經氣血運行中的盛衰、開闔與時辰有密切的關係，並呈規律性的變化。這種關係和變化表現為「子時、膽經（盛、開，下同）；丑時，肝經；寅時，肺經；卯時，大腸經；辰時，胃經；巳時，脾經；午時，心經；未時，小腸經；申時，膀胱經；酉時，腎經；戌時，心包經；亥時，三焦經。

近有理想的練功環境，則不必設想；住地附近沒有好的練功環境，則可以採用設想法。本功法強調設想法，因為人的大腦裡都有不少景物信息，在練功前進行一下詩情畫意的遐想，浪漫地設想一個人間最美好的環境，不但可以幫助你盡快地放鬆入靜，還可以通過信息反饋，延緩腦細胞的衰老，提高記憶能力，開發人腦的潛在能力。久練還可以把遠方理想環境中的有益物質吸喚過來，可以開發遙視、遙感功能。

具體練法如下：

⑴ 無極式

兩腳自然並立，周身骨節節節放鬆（圖1）。想像在早晨三～五點的寅時，自己像鳥兒一樣輕飛藍天，在天空漫游，鳥瞰神州，用意念尋找一個人間仙境；也可以想像仙境就在何處，直接飛向那裡。

理想的仙境找到後，想像自己飄飄若仙降落地面，極目遠望是茫茫大海，天水相連，霞光微現，天空海鷗飛翔，海上漁船飄蕩，腳下浪花飛濺，貝石隱現；岸上遍地奇花異草，披滿晶瑩的露珠，芳香撲鼻沁人心脾；身後是高山，山上長滿蒼松翠柏，松濤悅耳，還可隱約聽到山林深處的布穀鳥、野鴿子和黃鸝鳥的叫聲。

或許你遊過名山大川，你的想像會更為豐富多彩，那就按你的遐想去安排；或許你遊歷不多，但讀過許多優美的散文和詩歌，那麼，你就選擇一篇（首）情景交融的作品，並身臨其境般地去想像它；或許你不喜歡文學無從借鑑，而你欣賞過風光秀麗、景色迷人的照片或山水畫，那麼你就把你所喜歡的那一幅風景畫的畫面想像出來，讓你自己進入那個境界。

按上面要求想像以後，你就會興致勃勃、心曠神怡，你就會慢慢地產生一種陶醉感，慢慢地把自己化作環境中的一部分

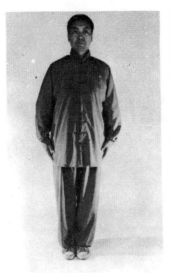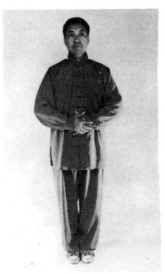

圖1　　　　　　圖2

而忘掉自己的存在。這樣，你緊張的頭腦，很快就會鬆弛下來
了。這是治療神經衰弱、緊張性頭痛、高血壓、健忘症等腦部
疾患的好方法。

　(2) 太極式

　　無極生太極。當你在詩情畫意的遐想中，對自己的存在似
忘非忘，進入混沌、美妙、無極狀態之際，不要流連忘返——
你想一下自己的丹田（臍內一寸），兩手隨即自然交疊（男性
左手在外，女性右手在外）蓋住丹田，進入太極勢。（圖2）

　(3) 兩儀式

　　太極生兩儀。上體動不停，兩手由丹田自然緩慢地經腹前
、兩大腿外側划向身後，以兩手背緊貼兩腎；同時兩手握拳，
拇指在內，挺胸深吸氣（圖3）。兩眼目光向右前遠方平視，
鼻尖對準右大趾，上體隨著微微右轉，體重移向右腳。上動不

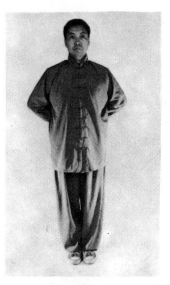
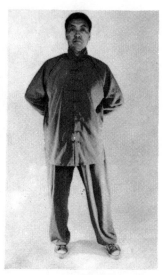

圖3　　　　　　　　　　　　圖4

停，兩眼目視寰宇，從右前方向左方看，看得越遠越好。看到左前方時，體重完全移到右腳，左腳向左側橫跨一步略比肩寬，跨步時要如履薄冰（圖4），大趾、食趾、中趾、無名趾、小趾、腳前掌、腳後跟依次落地，兩眼目光也隨著腳趾的依次落地，在胸前環看一周，平和地回到正前方（圖5）。

　　上動不停，沈氣下蹲，兩臂同時從腰後自然地向身體兩側平展，手心向下（圖6）。同時意想從兩肩關節開始，依次想到兩肘、兩腕、兩手掌，兩手十指所有關節，一節一節依次全部拉開，中間距離越大越好。想到兩手第一指關節後，再按原路回想收縮骨髓，使之變細與骨髓腔壁脫離。想到肩端後，再按原路回想兩臂四周肌肉和骨頭分開。想到指端後，再按原路回想皮膚和肌肉分開。想到肩端後，再按原路回想汗毛一根根豎起來。想到指端後，再按原路回想用意識透視皮下肌肉、血

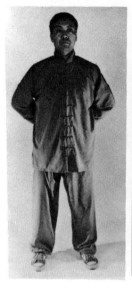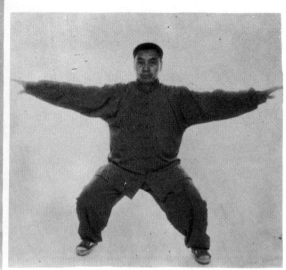

圖5　　　　　　　　圖6

管、經絡、骨髓等分布情況和顏色。內視到肩端後，再按原路
回想用意念細聽內部血液、經絡運行等微細循環的聲音。聽到
指端後兩臂放鬆，一切意識復原，同時想兩臂骨骼、肌肉、血
管都是強健的，氣血經絡都是暢通的，顏色都是紅潤、清晰、
明亮的，聲音和功能都是正常的。

　(4) 四象式

　　前式意念完成後，兩臂由身體兩側緩緩向身前合攏。兩臂
自然伸直，兩手心相對，兩腳尖外展成一條直線，兩大腿內側
朝前（圖7）；再按上述意念要求從兩個胯關節開始，一直到
兩腳第一趾關節依次往返按拉關節、縮骨髓、離骨肉、分皮肉
、豎汗毛、視分布、聽運行、想健康的要求想像。

　(5) 八卦式

　　前式意念完成後，兩手從胸前向小腹兩側緩慢收回，兩手

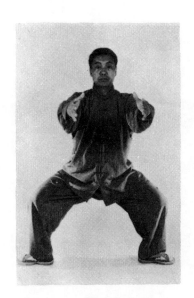

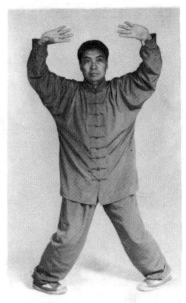

圖7　　　　　　　　　　　圖8

心經過身體兩側向頭上方划圓，手心向外，大指指地，小指指天，兩手背斜對兩個太陽穴①，兩腳隨著上肢變化由足尖外展變為兩足跟外展兩腿下蹲的（圖8）；再按上述拉、縮、離、分、豎、視、聽、想等意念，從尾骨開始到頭依次往返想像。

(6) **無窮式**

八卦再變化，周身都是卦。前式意念完成以後，兩手心翻轉向內，兩肘內合，如捧蓮花（圖9）。動作不停，以兩肘帶動兩手，經體前、斜下到身體兩側，兩手心向地，如水中按球（動作路線似代表八卦圖中的陰陽魚）。在兩手有按球之感時，兩腳以腳尖為軸，腳跟向內合，兩腳平行恢復原狀。

_____

①關於太陽穴的位置，可參看本書所附「十四經臉穴主治分部示意圖」。後面提到的一些穴位，也是如此。

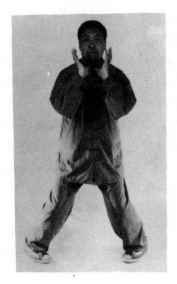 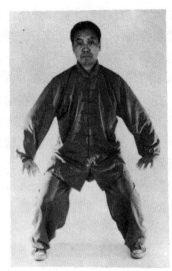

圖9　　　　　　　　　　圖10

　　然後開始想兩肩井穴並分別找一找湧泉穴。想的時候，想
左肩井動一動右腳，想右肩井動一動左腳，通過左右反覆調整
幾次，使腳與肩同寬。想像「井口」對著「泉水」，上下一條
線，覺得兩肩井發頂，「水」到「井口」。再想兩腳十趾抓地
，足心含空，腳腕放鬆，姿勢仍保持馬步，兩膝後收，不超過
腳尖。同時也想兩手和兩腳一樣十指抓地，手心含空，體會兩
手心、腳心均有「泉水」向上拱冒之感。再想前後二陰之間的
會陰穴，鬆鬆鬆，兩胯盡量向兩側、向前撐開，圍抱。再想前
陰微收，小腹微癟，脊椎稍向後弓，兩腎向前環抱。再想膻中
穴空空，兩腋窩向四面八方膨脹，像挾兩個皮球。再想兩眉間
的印堂穴，像水紋一樣，向四周展開，面部要帶笑容（圖10）
。

　　以上意念要求完成以後，再舌舔上膛，從兩側意想牙齒和

牙齒之間鬆開，牙齒和牙床之間鬆開。這時一般已有口水。再意想含進一口很酸的醋，或想咀嚼剛從樹上摘下的半紅半青的山楂果。這時口水已經很多。接著上下齒輕輕相叩，先叩兩側再叩門牙。口水越來越多，再行轉舌，先在齒內轉（轉時要左、右、前、後都轉），再在齒外轉，正轉反轉交相進行。接著用上下齒輕輕叩咬舌體，前後左右中盡量都咬到。待唾液滿口欲噴時，進行鼓漱（叩齒、轉舌、咬舌、鼓漱的次數可以隨心所欲，以產生唾液的情況而定，也可以自己規定次數）。鼓漱後即將滿口唾液分三次咽入丹田。咽時下頜內勾儘量收縮喉頭，如咽硬物，儘量發出聲響。此法可強健咽喉、食道、氣管等，防治這些部位的疾患。

第一口唾液咽入丹田以後，即想它已溫化成霧氣——從膀胱到兩腎，從兩腎到肝膽，從肝到小腸、心臟，從心臟到脾和胃，從胃到大腸和肺，從肺再回到丹田。按此順序依次霧潤、濡養（像用噴霧狀的油槍給機械上油一樣）。唾液按上述順序到丹田後，再反覆一次，不分順序，一次霧潤、濡養到所有內臟部位，再回歸到丹田。

接著再咽第二口唾液到丹田（如唾液不足、可再行鬆齒、想酸、叩齒、轉舌、咬舌、鼓漱、生津後再咽），並和第一口唾液混合一起，再行溫化成霧氣——從兩胯關節開始，到膝關節、掌關節、掌趾關節依次霧潤、濡養後，回到丹田，再重複一次。然後再咽第三口唾液並和前兩口唾液混合在一起（唾液不足仍採取上述的生津法）——意想從尾椎開始，一節一節依次到頭骨和腦部組織，霧潤、濡養，回到丹田，再重複一次。

(7) 三圓式

三口唾液都回到丹田以後，唾液已經發生了質的變化，成了含有各種油液成分和信息、營養的丹液。然後在丹田再行混

合、溫化，用意念進行整體霧潤、濡養。

第一次令其到身體各個部位，再收回丹田。

第二次令其到皮膚各毛孔，再收回到丹田。

第三次令其透過皮膚、毛孔和大自然的宇宙萬物之氣相融。

隨著呼吸，慢慢地連續不斷地進行信息交換，意想交換的範圍越來越大，由你周圍的自然景物，到遠方模糊不清的山山水水，再到其他天體，乃至整個宇宙，使自己身體的小磁場和宇宙的大磁場融合為一體。此時全身空透，有縮無影、脹無垠之感。同時，兩手隨著意念從兩胯兩側分三次上移到胸前成三圓式站樁：

第一次兩手移到小腹前，以兩手心之神光對照氣海穴。

第二次兩手移到帶脈前，以兩手心之神光對照神厥穴（肚

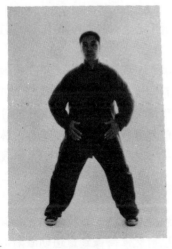
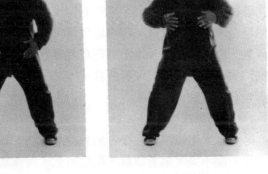

圖 11　　　　　　　　圖 12

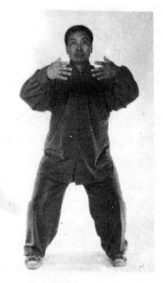 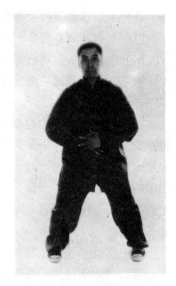

圖13   圖14

臍）。

第三次兩手移到胸前，以兩手心之神光對照膻中穴（圖11-13）。

然後意想自己是大自然的中心，頭頂著天心，足踩著地心，肚臍連著宇宙的中心，自豪而怡悅地體會天地隨我開，日月隨我合，山林隨我傾，萬魂隨我移，大海的波浪隨著我的呼吸而動，山上的松柏、地上的花草隨著我的呼吸搖曳噴香，林中的珍禽異獸也都驚異地看著我——我是頂天立地的巨人，我呼天地合，我吸天地分。

(8) 歸宗式

在進入上述境界以後，感到全身空透，無我無他，心似明鏡，一塵不染，氣若游絲，胎息自然。待練到意想朝霞漸退，太陽噴薄欲出，光芒四射，紫氣東升，氣象萬千時則覺醒。做

一次深呼吸，意想將周圍的雨露，紫氣，毫光，迷人的景物全部收入體內，運到丹田，兩手也隨即捂住丹田（圖14）。然後意想兩手如撥水向兩側分開，手心貼兩大腿兩側，兩膝慢慢直立。兩腳靠攏（圖15），鬆胯提膝，緩步移動收功（圖16）。然後兩手搓熱，做周身按摩（詳見第二段功法「太極按摩術」），同時意想剛才練功時通過皮膚汗毛和大自然交換信息、吸取大自然營養所留下來的有益的東西，如同掛在羅底的細面並把它揉進體內。

這是治療皮膚病，滋潤皮膚，防止皮膚老化，提高皮膚彈性和敏感度，使人健美的要藥。

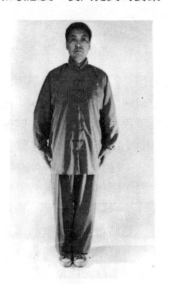
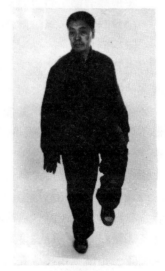

圖 15　　　　　　　　　圖 16

為便於記憶，現將本段功法概括為如下口訣：

輕飛藍天尋仙境，見景生情始練功。

自然站立無極式，著意丹田太極生。

兩儀相連上肢展，四象開始下肢松。

八卦要求脊鬆展，每式鬆展八字清。

一次一字反覆想，拉縮離分豎視聽（想）。

八卦再變周身是，一卦一卦想分明。

十趾抓地足心空，會陰鬆鬆兩胯撐。

收縮前陰瘈小腹，膻中空空兩腋膨。

印堂舒展帶笑容，舌舐上膛齒間鬆。

酸食入口舌齒動，鼓漱咽津響三聲。

一口一潤周身到，八方滋潤內外通。

宇宙中心我為是，一呼一吸天地動。

天地隨我開，日月隨我合。

山林隨我傾，萬魂隨我移。

兩手回丹田，一切入腹中。

以上八式如體力不支，可隨著想像的往返，使姿勢協調緩慢地起伏變化，以減少疲勞。身體有病或不能站立者，可坐可臥，亦可不站椿只意想。身體強壯或欲求武功者，可始終保持低姿不變——開始時可能不適應，慢慢筋骨強壯了，自然另有妙趣。

通過上述八種椿法（無極、太極、兩儀、四象、八卦、無窮、三圓、歸宗）和八種意念（拉、縮、離、分、豎、視、聽、想）的練習之後，身體各部機件、線路猶如全部檢修一遍，周身各部微細之處均已高度放鬆，全方位開放，此時再進行鬆齒、想酸、叩齒、轉舌、咬舌、鼓漱、咽津、用津以激發體內津液的生化，可充分發揮津液的滋潤、濡養、載氣的作用，治病強身和挖掘人體潛能效果極佳。

現代科學理論認為，常叩齒，可以使牙周組織得到鍛鍊，防治牙疾；可以使面頜肌肉組織得到鍛鍊，使人健美；可以使

腦部骨骼和腦組織放鬆，從而除脹、化瘀、健腦、益智、提神。

我國中醫理論認為：「齒為骨之餘」，常叩齒可以固腎，可以強筋壯骨；骨健則髓盈，百病不生。

舌乃「脾胃之外候」，脾為氣血生化之源，是人的後天之本。練舌可以健脾養胃，健脾養胃能吃能睡。舌又是「心之苗竅」。「心通於舌」，練舌可以調和心血，「心和則舌能知五味」。

從經絡運行的情況看，舌與五臟六腑都有直接或間接的聯繫。舌尖屬心肺，舌中屬脾胃，舌根屬腎，舌邊屬肝膽。手少陰心經之別「系舌本」，足太陰脾經「連舌本、散舌下」，足厥陰肝經「絡於舌本」，足少陰腎經「挾舌本」，足太陽之筋「結於舌本」，手少陽之筋「系舌本」。臟腑的精氣可上營於舌，臟腑的病變，也可以從舌象的變化中反映出來。

舌體是人體健康與否的一面「鏡子」。中醫通過望舌可以觀察人體氣、血津液的盛衰，了解病情的進退，判斷病位的深淺，區分疾病的性質。

「舌為肉之梢」。按本功法的意念要求，經常鍛鍊舌體，可以以局部帶動全局，使周身肌肉、五臟六腑、血管經絡、顏面五官從內部受到旋轉和咬、叩振動的刺激，趣味無窮，康樂健美，健身治病的效果極好。久練出神功，舌一動對方即覺頭暈腦脹。

叩齒、轉舌還可以促進唾液的分泌。

唾液，歷代練功家、養生家，都視為健康之寶，給它起了很多美好的名字。諸如：「金津」、「玉液」、「瓊漿」、「玉漿」、「玉泉」等等。從古人造字上看，「舌」字是「千口水」組成，「千口」是舌字，從中我們可以悟出古人對於唾液的養生作用的重視。即舌邊能生水，舌有水則活，多練口水

則可以長生。

　　津液，是人體一切正常水液的總稱，包括胃液、腸液、唾液、淚涕等。氣血津液是構成人體的基本物質，是人體臟腑經絡、組織進行生理活動的物質基礎。津液對五臟六腑、肌膚、關節都有滋潤和濡養的作用。津液散布肌表，可以滋潤保護眼、鼻、口等孔竅；滲於血脈，能疏通血脈和生化血液；流注於內臟組織器官，可以濡養滋潤各臟腑組織，滲入骨髓，可以充養滋潤骨髓、腦髓；流注於關節腔，可以滑利關節。

　　中國醫學認為：「腎主五液，入肝為淚，入心為汗，入脾為涎，入目為涕，入肺為唾。」

　　「唾為腎之液」，練唾液可以強化腎的功能。腎屬水，水生木，木生火，火生土，土生金，金又生水。按五行相生相剋的道理，萬物水中生，練了唾液強化腎的功能，腎水充盈可以養肝補心，健脾養胃，宣通肺氣。當然唾液只是津液的一部分，但是唾液好練，以唾為帥，腎的功能加強了，其他臟腑器官的功能、其他水液代謝的功能也就會跟著得到加強。

　　腎為先天之本，脾為後天之本。一切津液的生成，首先要靠胃腸對飲食水穀的消化和吸收，通過脾的「運化」，肺的「宣發」、「肅降」，腎的「蒸騰」和「升清」、「降濁」。通過「叩齒」、「轉舌」和意念等方面的鍛鍊，唾液就會大量產生出來，並使整個內臟機能、神經系統得到鍛鍊；而把唾液咽下去──「津能載氣」，唾液帶著各種「信息」、「營養」、「醫藥成分」進入身體各部──可起到幫助消化、滋陰、降火、解毒、滋潤和濡養的作用。如此，生化化生，有如晝夜之更替，四季之循環，可使人體素質不斷提高。

　　現代醫學的研究成果證明，唾液裡所含的物質，不但有助消化的功能，而且可以增加凝血酶元，可以殺死或抑制外來細

菌,可以防癌、治癌,可以增強人體對各種疾病的免疫力,增強身體神經機能。

從氣功實踐看,按本功法的意念要求練習,可以使人體與大自然隨時廣泛地交換信息,是溝通天地陰陽、鍛鍊「天人合一」的簡便而又高效的方法。

2. 太極按摩無滯點 (太極按摩術)

太極按摩術,也叫繾綣式按摩法、周身按摩法。

其特點是用太極拳繾綣自如的意念和方法,進行循經的周身各部位的按摩。

本按摩法,分「狠」、「重」、「輕」、「離」、「念」、「蛻」六種意念練法。

練「狠」的意念時,要先想一下虎嘯時的形象,然後力運指端進行按摩,用意使勁透入骨髓。

練「重」的意念時,要先想一下橫空出世的高山的形象,然後力運全掌進行按摩,用意使勁力透入肌膚。

練「輕」的意念時,要先想一下白雲朵朵的藍天,然後力運皮膚,用意使手掌皮膚輕擦汗毛。

練「離」的意念時,要先想一下西山懸磬之聲,然後手掌離開皮膚,用離體之氣進行按摩。

練「念」的意念時,則兩手不動,無形無象,凝神遐想兩手在進行按摩。(可能有自發動作,不要緊張,順其自然,意念按要求按摩即可。)

練「蛻」的意念時,要用意想自己回到童年,裸身與一群小伙伴在湖水邊戲水,無憂無慮,天真無瑕,歡快無比。

本按摩法強調手隨身動,要求每到一處都要同時灌注九種意念,即扶、按、摩、揉、搓、吸、振、炸、透。這九種意念

在外形上不明顯表露，只是意念。

　　本功法初練時不加任何意念，只要做到連續不斷，鬆靜自如，神形一致即可。熟練以後覺得氣遍周身即可按意念要求練習，可以按前面說的六種意念要求，連續練完，也可以只按一種意念，反覆練習；也可以按「狠、重」初級，「輕、離」中級，「念、蛻」高級三個步驟，自行安排時間進行練習。

　　皮膚，乃人體第一道防線，兼有營、節兩大作用。皮膚之健康，皮膚之靈敏程度，對人體之抗病和抗暴能力，均有重要作用。現代醫學實踐證明，人體皮膚的分泌物質，可以控制人體內膽固醇代謝，可以殺菌免疫，可以加強甲狀腺素的作用，可以抑制細菌生長、滋潤皮膚。

　　皮膚能製造營養，皮膚中含有一種叫7—脫氫膽留醇的化合物，在紫外線的作用下可以轉變成維生素D，可以防治軟骨病，可以強體健骨。

　　皮膚也有呼吸功能，醫學家發現，它從空氣中直接吸收的氧氣，占身體需氧量的2.5%，同時還呼出3%的二氧化碳等廢氣。

　　另外，皮膚還有適應環境和抵禦外來侵犯等作用。中醫還有「皮毛生腎」之說。皮膚光澤、柔潤、富有彈性，反映人體精足、血旺、活力強。皮膚如有皺紋、黑斑、枯燥、色暗、鬆弛，乃人體衰老、患病或衰弱之表現。所以常練此功法，可以有效地提高人體的抗病和抗暴（要有專門指導）能力，可以提高人體活力，使人健美康樂。

　　本功法與諸家功法均有不同，它採取循經絡連續纏繞的按摩方法，同時像練太極拳一樣，處處強調神意，手到哪兒眼神看到哪兒；同時還要灌注前面要求的各種意念，強調手隨身動，所以做起來極有情趣，按摩中亦同時活動了筋骨內臟。

具體練法如下：

⑴ 預備式

兩腳自然站立，與肩同寬，周身放鬆（圖17）。想肩井找湧泉，引水上山：湧泉是人體最低的地方，是富水處，肩井好比人體上的泉眼，甘泉潤身如同泉水灌溉禾苗，最能提神。久練此式可壯元氣、潤皮膚、提精神，可治療神經衰弱、肝腎不足引起的渾身酸軟無力，體倦心煩。

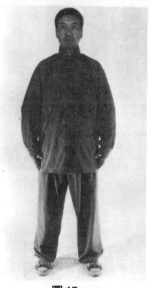
圖17

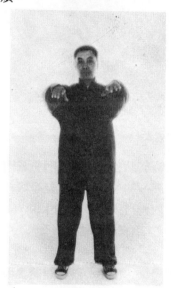
圖18

⑵ 太極起式

兩臂如從水中浮起，自然上提，至與肩平（圖18）。然後兩肘內合，兩手心相對，如抱球狀，輕輕內合，兩掌心虛貼（圖19）。沈肘轉腕，兩手十指指地（圖20）。同時兩手心離開，大指、食指、中指虛接，無名指和小指自然離開，將兩大指、食指自然形成的△（圖21）套在肚臍上，兩小臂內側也隨

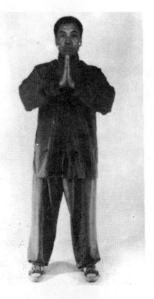 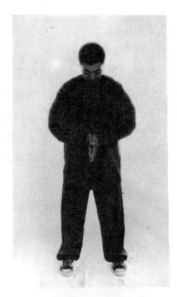

圖19　　　　　　　　　　　圖20

著輕輕貼在兩肋下期門和章門穴處（圖22）；隨貼隨想心、肝
、脾、肺、腎五臟之氣全歸於丹田一處，思想要高度寧靜，斂
神內視丹田（臍內一寸）。

(3) 搓手搵臉

三息（一呼一吸為一息）之後，兩手掌以十指引導向前緩
慢運動，兩手心隨著離開腹部，兩掌心相合，用力將兩手掌搓
熱（圖23）。如果按意念練習，則在兩掌相合之後，先按意念
要求進行想像，想像後兩手用力相搓。搓熱後將兩手掌搵在臉
上（圖24），用心體會兩手的熱量滲透到腦內，由腦內擴散到
全身。

(4) 頭頸按摩

兩手由面部向頭頂，向腦後按摩（圖25）。小指外側接近
風池穴時，兩掌自然滾立（圖26），兩手不停地向下滾摩。至

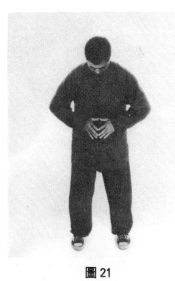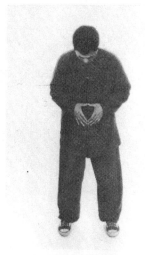

圖 21　　　　　　　圖 22

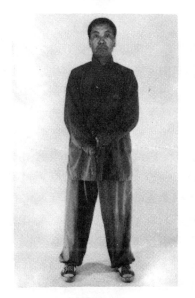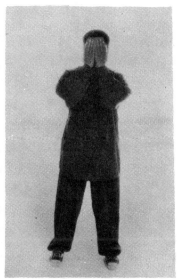

圖 23　　　　　　　圖 24

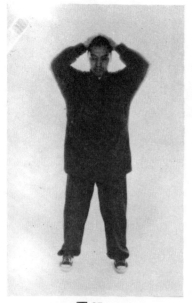 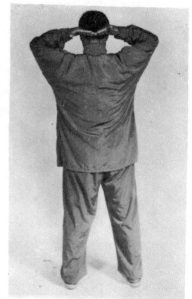

圖 25　　　　　　　　　　　圖 26

　兩手背完全貼在脖子上時（圖27），再以肘摧腕，以腕摧掌，邊摧動，邊翻轉兩手掌，手心向內。在翻轉過程中，掌根不鬆，極力原地揉摩翳風穴處，即耳根後凹陷處的神經叢（圖28）。待兩掌心轉向頸部時，開始用兩手指端扒摩脖頸的兩根大筋（圖29），返回時用手掌搓摩下頜（圖30）。摩至耳根時，兩肘向上掀立，轉挑掌根（圖31），以兩大拇指的魚際處和兩大指外側，沿耳根向上逆摩，繞耳一周。待兩大拇指到耳垂下的聽會穴下邊時，兩掌心緊貼面頰（圖32），食指從耳上角的和膠穴處沿大指走向下摩至耳垂下高骨處（圖33）。然後以兩手中指、食指夾住耳根前後向上向下反覆夾摩（圖34）。

　　待中、食指底部挨住耳根時，兩大拇指腹按住翳風穴（圖35），並向下沿頜骨按摩頜下淋巴（圖36）。等兩手食指接近耳垂下端時，即用食指指端按住耳垂前的凹陷處（圖37），向

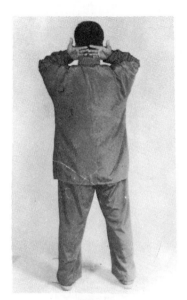

圖 27

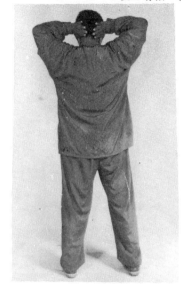

圖 28

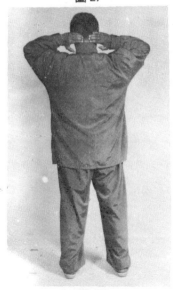

圖 29

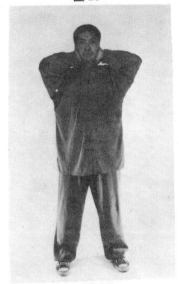

圖 30

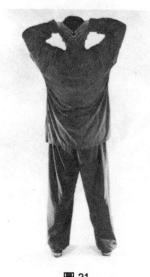

圖 31

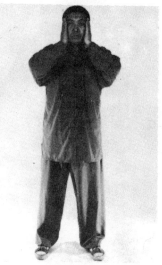

圖 32

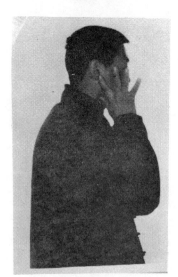

圖 33

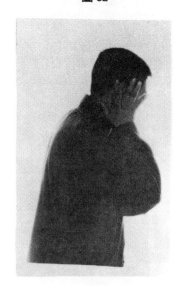

圖 34

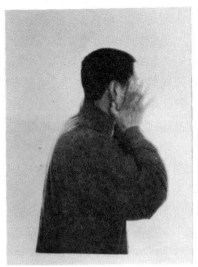

圖 35

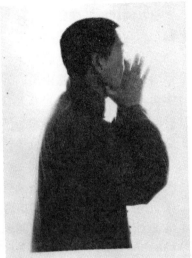

圖 36

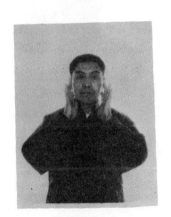

圖 37

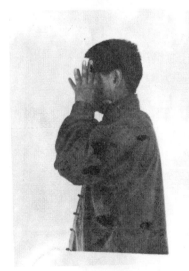

圖 38

上沿耳前切線按摩聽會、耳門、太陽等穴（圖38）。然後再以
兩手食指中節摩上眼眶（圖39），至眉心順勢以兩手食指指肚
向下向外摩下眼眶（圖40）。摩至小眼角，順勢立指再以食指
中節摩上眼眶。這樣由內向外反覆繞摩後，沿印堂穴兩側直下
經迎香穴摩至口角處。（圖41）然後平抬兩肘，兩手食指上下
分開，右手在上以食指側面貼住人中穴，左手在下以食指側面
貼住承漿穴，左右交叉反覆揉摩，兩手心均向下（圖42）。

　　然後立掌以全手掌向上、向內、向下做洗臉狀（圖43），
次數不限，盡興按摩。然後再沿反方向由內向外向下做洗臉按
摩（圖44），向上洗時中指著力沿迎香穴上摩，向下洗時大拇
指著力沿耳前切線摩至下頜淋巴）。然後兩手上下反覆搓摩兩
側面頰（圖45）。然後兩手同時在面部左右橫繞頭搓摩，去時
過耳，大拇指到啞門穴，回時稍摩耳背（圖46）。左右如是，

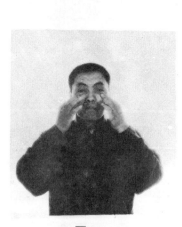

圖 39

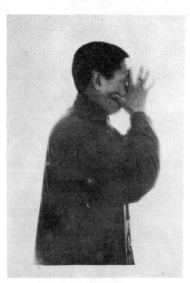

圖 40

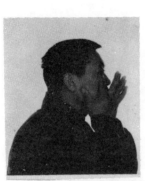

圖 41

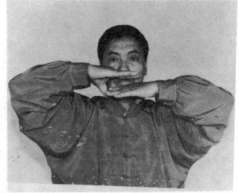

圖 42

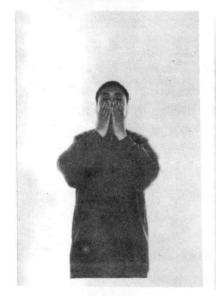

圖 43

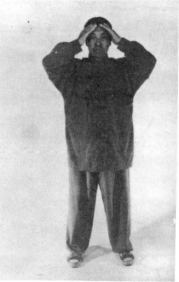

圖 44

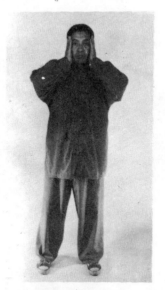

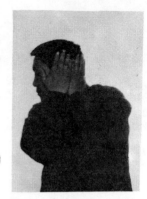

圖 45　　　　　　　　　　圖 46

次數不限。摩時頭頸盡量向相反方向扭轉，以助其勢。轉下式
時待兩手心蓋兩眼時稍停（圖47）；然後兩手同時沿鼻翼兩側
向下摩，摩至指端接近下頜骨的下緣時，兩手掌分開成倒八字
，向斜上反搓（圖48），過耳至腦後枕骨處以兩手心相合為度
（圖49）。再按原路搓回，並稍搓耳背（圖50），次數不限。
搓時注意頭隨手之上下，向反方向進行俯仰。欲轉下式時，在
腦後兩手十指交叉，反覆搓摩腦後及脖頸和兩風池穴（圖51）
。擦熱稍停，用意體會熱量從腦後進入腦內各部，至神庭穴出
。然後再用力仰頭與兩手爭力，意想神庭穴之氣，向後環天而
入地。擴胸深呼吸（圖52），感覺頭腦極其清醒，心胸極為舒
暢。氣吸到不能再吸時，停止呼吸（閉息）；實在憋得不行時
，再盡量做一次深吸氣，再慢慢呼氣。身體自然放鬆，頭部恢
復原狀。然後頭部略低，兩手沿後髮際反摩過頭（圖53），再

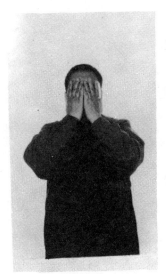

圖 47

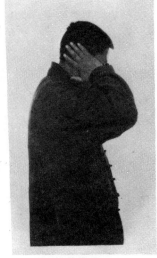

圖 48

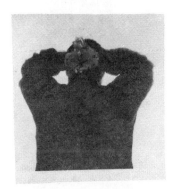

圖 49

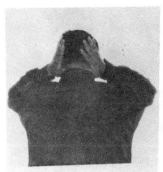

圖 50

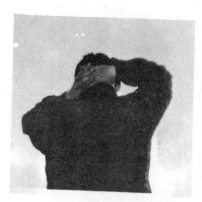

圖 51

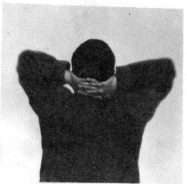

圖 52

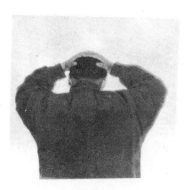

圖 53

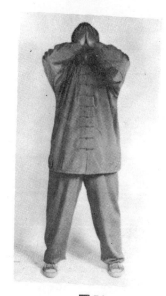

圖 54

向下洗臉（圖54），兩手交疊摩脖頸（圖55）。

(5) **胸腹按摩**

上動不停，兩手分開摩胸（圖56）、摩腹（圖57）。

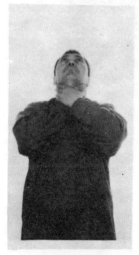

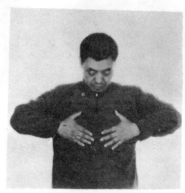

圖 55　　　　　　　　圖 56

(6) **下肢內外按摩**

上動不停，兩手向下按摩兩大腿內側（圖58）、兩腳內踝骨（圖59）、兩腳面（圖60）、兩腳外踝骨（圖61）。再由下而上，邊直腰，邊摩兩腿外側（圖62），直腰後摩到臀部（圖63）。

(7) **腰腎按摩**

上動不停，兩手繼續向上運動摩至兩腎。兩手上下反覆搓摩（圖64），搓至極熱，稍停體會熱氣完全灌注腎腑。

(8) **下肢前後按摩**

上動不停，俯身兩手隨勢從腰部開始經臀部向下按摩兩下

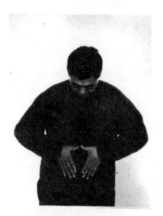

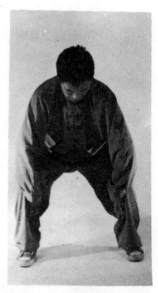

圖 57　　　　　　　　　圖 58

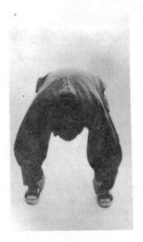

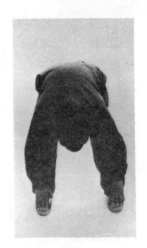

圖 59　　　　　　　　　圖 60

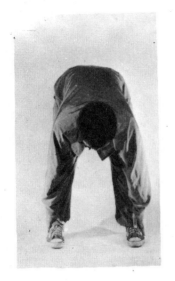

圖 61

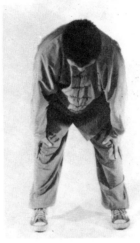

圖 62

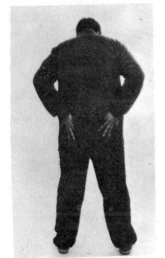

圖 63

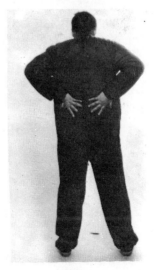

圖 64

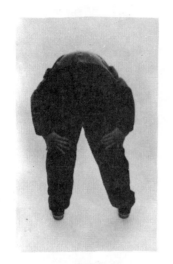
圖65

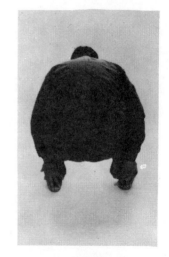
圖66

肢後側（圖65）至兩腳後跟（圖66），再繞摩至兩腳面（圖67），再向上邊直腰邊摩兩下肢前側（圖68）。

⑼ **腹胸肋繞摩**

上動不停，兩手向上摩腹（圖69），摩胸（圖70）。摩至兩乳房時，沈掌根繞至兩腋下（圖71）沿肋直下按摩。摩至兩胯根時（圖72），再按原路由腹至胸、至肋、至胯重複按摩，次數不限。然後再按原路線反方向按摩，以舒通衝脈。

⑽ **帶脈按摩**

上動不停，兩手摩至臍前腰帶處（圖73）後，向兩側沿腰帶繞圈反覆盡與按摩（圖74），以舒通帶脈。

⑾ **上肢按摩**

上勢兩手摩至臍前時，兩手掌合併用力搓熱（圖75），然後左手向左前方直臂翻掌擺動，右手亦隨左手之翻擺，從左掌

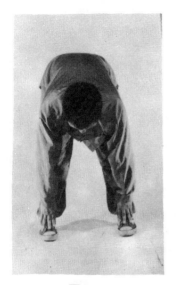

圖 67

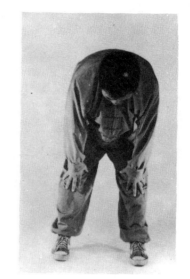

圖68

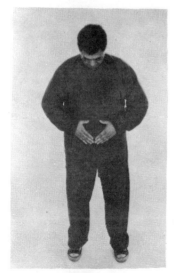

圖 69

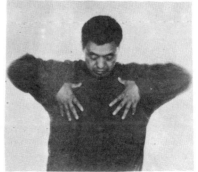

圖 70

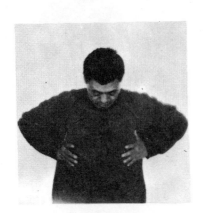

圖 71

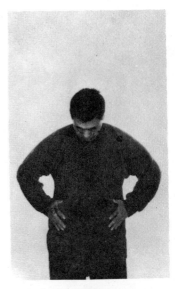

圖 72

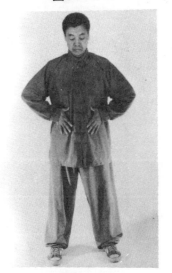

圖 73

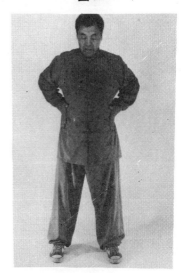

圖 74

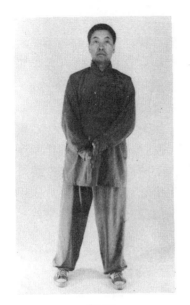

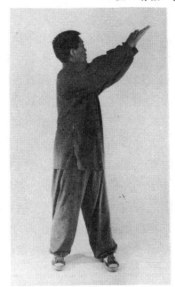

圖 75

圖 76

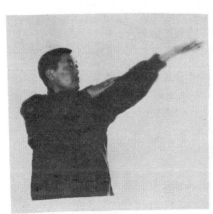

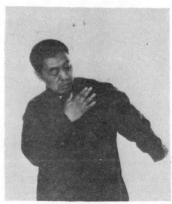

圖 77

圖 78

開始按摩（圖76），向上摩左臂內側（圖77），以舒通手三陰之經。左臂展到極限時，右手掌按摩至肩頭（圖78），左手順勢向後翻轉，降落，五指成後勾手盡量向左後上方直臂上勾，手心朝上；至肩、肘關節到極限，左肩頭內旋與右胯相合，右手掌順勢按摩左肩頭外側（圖79）；然後左肩向後抽動，右掌摩左大臂外側（圖80）；動作不停，左肘向上抽動，右手摩至左肘頭（圖81）；動作不停，左腕向上抽動，右掌摩至左腕（圖82）；左手腕繼續抽動，摩至左手指端（圖83），以舒通手三陽之經絡。動作不停；右手開始向前上方翻攏，左手開始按摩右臂內側、外側，以舒通右側手三陰三陽之經絡，路線要求與左側一致。摩完右臂即可做收式，也可重複按摩，次數不限。

⑫ **收式**

兩手掌指相接後，即行合掌，兩手十指虛虛相貼，掌心虛

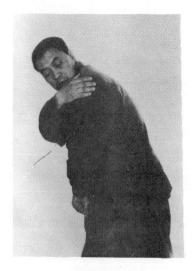

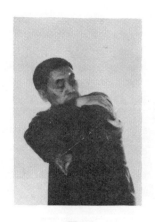

圖79　　　　　　　　　　圖80

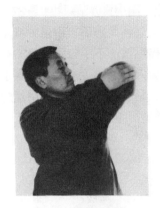

圖 81

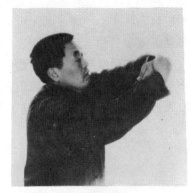

圖 82

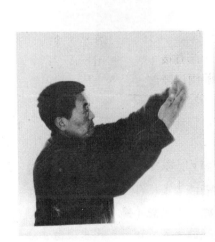

圖 83

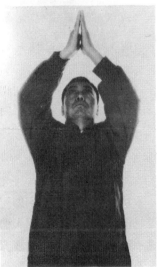

圖 84

虛相合，高過頭頂（圖84），沈肩墜肘徐徐降至胸前（圖85）
。再令兩手小指、無名指依次分開，掌心向地，餘下三指相接
成環（圖86），然後將環套在肚臍上，兩小臂輕貼兩肋（圖87）
，想五氣（肝、心、脾、肺、腎之氣）匯聚丹田。稍停，待腹
部發熱，兩手分開下移，以兩手中指點按一下小腹兩下角的氣
衝穴，並立即用兩手掌心蓋住兩氣衝穴（圖88）。稍停，兩手
下移至大腿外側，中指對準風市穴，點一下有熱感，即用意念
吸收入丹田（圖89），即可收功，做高抬腿緩步運動（圖90）。

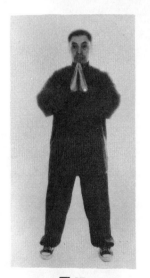

圖 85

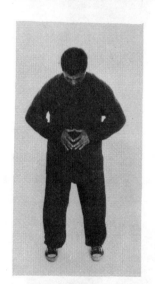

圖 86

　　本功法經初次練習，即可周身發熱，心情舒暢，頭腦清醒
，得氣極快，治病和挖掘人體潛能效果極佳。練時要特別注意
綿綿不斷，纏綣不停，如膠似漆，勁斷意不斷。對所要求的意
念，不可求之過急，先求動作熟練，先求單一，再求復合。意
念亦不可重，只是在練前想一下，輸入信息就行了，做得到做

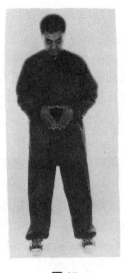

圖 87

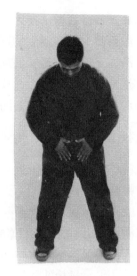

圖 88

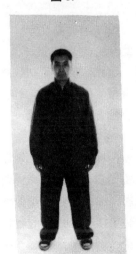

圖 89

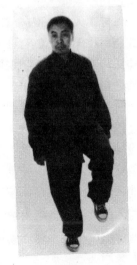

圖 90

不到沒關係，慢慢練習，持之以恆，自然達到久練自化、熟極自神、反饋自然、妙趣橫生的境界。

　　此功法亦是提高太極拳演練效果，使之達到高級境界的有效方法，是提高人體對暴力進攻反應的靈敏度和應變能力的好方法，特別是對太極推手技藝的提高效果極佳。

3.天機撥動真人現（天機撥動法）

　　「天機」者，陰陽也，人身之要竅也，不可泄漏之奧妙也。經常「撥動」人體自身的「天機」，可以調脾胃、泄肝火、降血壓、狀元氣、通經絡、平陰陽、壯筋骨，並有效地激發人體內部的潛能，迅速提高人體素質。故功法要訣曰：「『天機』撥動『真人』現，益壽延年勝仙丹。」「真人」者，「元神」也，「金丹」也，氣功造詣達到極高境界之人也。

　　≪黃帝內經素問‧上古天真論≫說：「黃帝曰：余聞上古有真人者，提挈天地，把握陰陽，呼吸精氣，獨立守神，肌肉若一，故能壽比天地，無有終時，此其道生。」

　　此功法乃師之真傳，功法簡單，但深藏奧妙，功效莫測。本人得師之口傳心授，並堅持持久練習，受益頗深，且在練習中又悟出新意，習者認真練習，細心體會，堅持不懈，自可達到高深之境界，莫測之功效。

　　本段功法共分三節：第一節主要是採太陰太陽之氣以強身，治療消化系統的疾病，特別是便秘和腹瀉；第二節主要是通百會；清頭腦，治療循環系統的疾病；第三節主要是促進氣機暢通，「天門」開放，進入氣功之高級境界，達到健康長壽之目的，並能治療泌尿系統、生殖系統、神經系統、脈管系統等多系統的疾病。

　　具體練法如下：

⑴ 畫龍點睛

　　兩腳與肩同寬，自然站立（圖91），意想兩手之合谷穴。兩手心自動往外盡量翻轉（圖92）（此動作反覆做治大便發乾有特效，若兩手心向內極力翻轉，則可治腹瀉效果極佳）。兩手臂在身體兩側緩緩上舉，意想肚臍，兩手上舉高於肚臍，意想肩井，兩手上舉則高於肩井；意想太陽穴，兩手高舉則高於太陽穴。這時手臂成斜上舉之勢，手指往外伸展，意想兩手心向上托天，兩足跟自然離地抬起。身體盡量往上撥，眼神往前上方仰視，如同親抱藍天（圖93）。

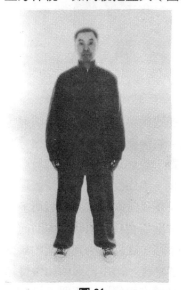

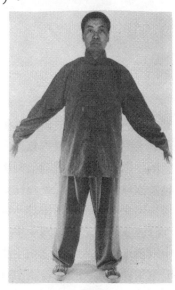

圖91　　　　　　　　　　　圖92

　　深吸氣，意在鼻尖，覺得懸在空中的太陽（或月亮）離自己越來越近，呼吸變得越來越深緩。氣息徐徐，如此呼吸七次之後，意想尾骶骨後移，兩足跟便自行著地，兩臂亦自動向前合抱至兩手中指指肚互相接觸（圖94），同時意想整個宇宙中

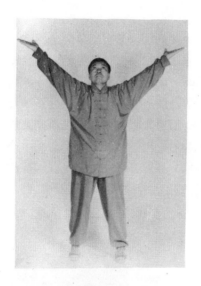
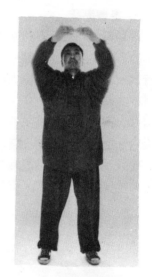

圖 93　　　　　　　　　圖 94

最有益之物質凝聚成兩股熱氣，通過兩手勞宮穴向眼內噴射，薰蒸、溫洗兩眼，覺得無比舒服。然後兩手中指指肚慢慢分開至兩手中指尖與兩眼瞳仁前後對齊，意想用兩手中指指肚發氣點按眼球，把兩眼球慢慢按到腦後，挨到枕骨，再把兩眼球慢慢拉出來，但不接觸眼球，如此反覆做三次（有眼疾者可多做。圖95）。繼之意想兩手手心似有兩道光柱朝兩乳正中間的膻中穴慢慢地射入，隨之兩手平行下移，在距膻中穴前面約10公分處稍停（圖96）。待膻中有熱感之後，兩手再順前胸慢慢地往下移，把熱感一直射入丹田，身體亦慢慢隨之下蹲（圖97）。兩手下移到小腹時，意想兩手指依從小手指到大拇指之順序，將五指一個個分開，兩手自然墜落於大腿兩側。

　　與此同時，兩腿自然立直（圖98），並意想兩眼金光四射，能看透原來看不透的事物，能看清平時看不見的地方。此式

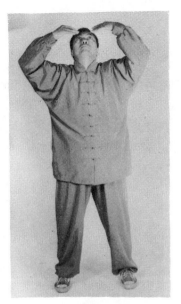

圖 95

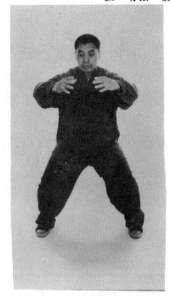

圖 96

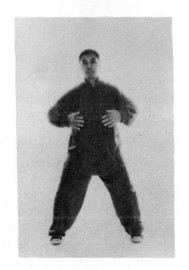

圖 97

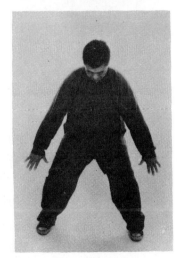

圖 98

可反覆做多遍，最少三遍。

（2）醍醐灌頂

　　下肢姿勢不變，左手手心向外翻轉，手臂伸直，意想手臂直插地下（圖99），使手臂有攪水之感。然後手心向上，如從地下深處撈起一手心清涼泉水，在身體左側慢慢上舉以目視之（圖100）。慢慢舉過頭頂後，使左手心朝下，對準百會穴

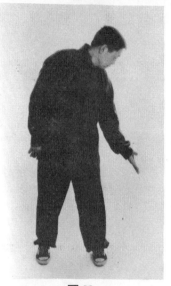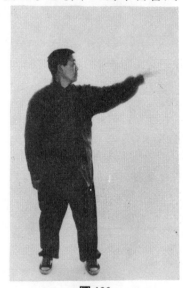

圖99　　　　　　　　　　　　　　　　　圖100

（圖101），掌心與百會穴的距離約三橫指，意想手如噴頭用清涼之水洗腦。當百會穴有感覺時，目視右手向外翻掌，向右下伸插（圖102），然後目運手臂自身體右側慢慢上舉（圖103）。意念與左手動作時完全相同），超過頭頂，使右掌心對準左手背，兩掌相距三橫指，成上下相疊之狀（圖104）。意想右手心之水穿透左手掌，接通兩手手心之感覺後直射入百會穴。待百會穴有感覺時，兩手姿勢不變，位置不移，頭則向後移，

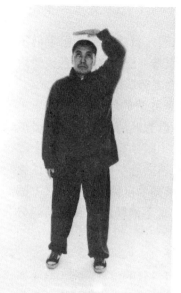

圖 101

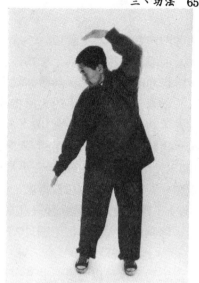

圖 102

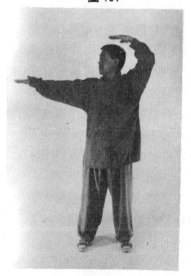

圖 103

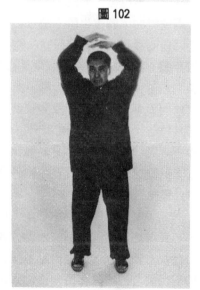

圖 104

使囟門穴對準手心（圖105）。等囟門穴有感覺時，兩手仍不動，而頭再向後移至兩手掌剛好能原勢下壓的位置，然後使兩手掌自面前慢慢下壓，身體亦就下壓之勢緩緩下蹲。

當兩手下壓至左手的大拇指橫著肚臍的時候（圖106），使左手心按在肚臍上（圖107），並意想肚臍。感到肚臍發熱後，再將右手手心和左手手背相對，兩手相距約三橫指（圖108）。待右手心熱感透過左手掌而達於肚臍時，肚臍即往後退縮。至離左手心約三橫指處，然後兩手自腰部左右交叉（圖109），兩腿隨之以蹬勁慢慢直立，兩手借腿之蹬勁向兩側分挫，移垂於兩大腿外側（圖110）。

(3) 撥抱雙陵

上動不停，以兩手心貼著兩膝蓋內側的陰陵泉穴，兩手盡量往外撐撥陰陵，而陰陵泉只取微微貼住手心之意。上身直立，兩腿彎曲，圓襠坐胯（圖111）。繼之使兩掌外滑，以兩手心貼住兩膝蓋外側的陽陵泉，兩手盡量合抱兩膝，用意端起整個身體（圖112）。接著以兩手心貼著兩膝蓋，而兩膝則向後躲閃，使手心不能接觸（圖113）。於躲閃之瞬間兩膝蓋立即向前回追手心，手心則躲開膝蓋，並借此悠蕩之力悠起，兩臂伸直拉起呈水平狀，手心向下，四指併攏朝前指，拇指與食指相平，虎口撐圓托天，身體保持下蹲姿勢（圖114）。意想手心，同時虎口向上，兩臂平伸外展於身體兩側，與上身成「十字」狀（圖115）。

在平展過程中，要意想兩虎口上立著兩根頂天的蠟柱，要小心翼翼地不使其傾倒。展臂後要意想右肩井找左環跳穴，左肩井找右環跳穴，盡量內動不露外形。然後再意想手背，兩臂向前慢慢合抱，似在抱一株幾人合抱不過來的大樹（圖116）。

然後兩手中指相接，目注中指；拇指相接，目視拇指；食

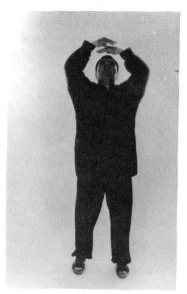

圖 105

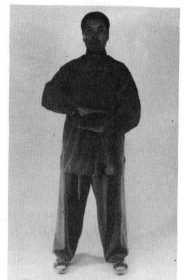

圖 106

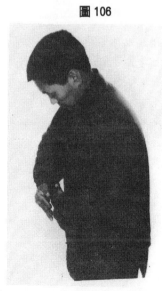

圖 107　　　　　　圖 108

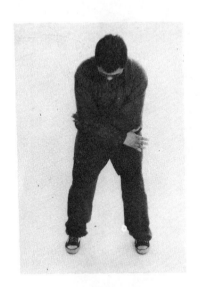

圖 109

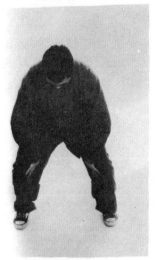

圖 110

圖 111

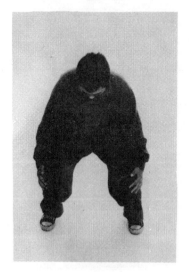

圖 112

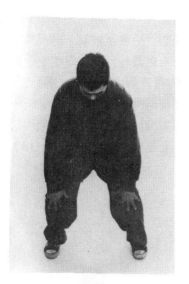

圖 113

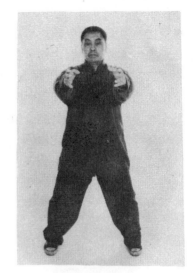

圖 114

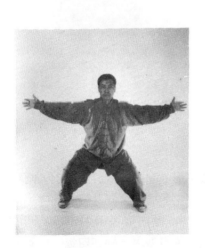

圖 115

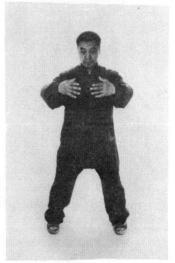

圖 116

指相接，目視食指。兩虎口相對成圓，平移至胸前，目視鼻尖，意想鼻尖放在此圓之中，並有一白色圓球自圓中向地上揮落（圖117）。身體隨之下蹲，使兩肘落在兩大腿上面（圖118）。隨即稍微長腰，意想兩手之圓把揮落地上的白球往上吸起一點。然後兩手的中指分開，繼而食指分開，最後拇指分開移到兩膝外側，身體則隨之慢慢立直，而腿似有充氣之感（圖119）。此式反覆做三遍即可收式。

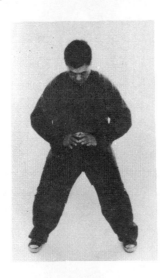

圖 117

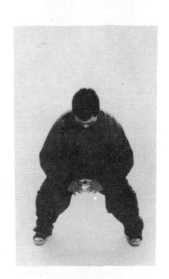

圖 118

(4) 收式

兩手中指相接，拇指相接，形成一個圓置於肚臍上，兩手虎口張開，再以食指相接，使之相對成圓，置肚臍於圓中，此謂「三環套月」（圖120）。意想肚臍向前與兩手虎口之圓處在同一平面。三環在同一平面，氣自鼓蕩，神亦內斂。待氣息慢慢平穩後，才使兩肘之少海穴貼著兩肋之章門穴，手心離開

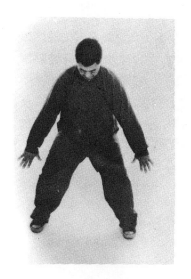

圖 119

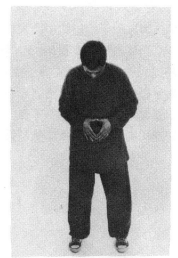

圖 120

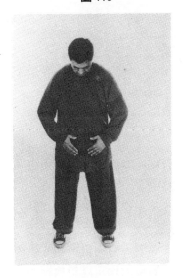

圖 121

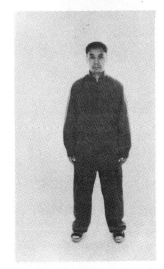

圖 122

腰部，再以兩手中指的中衝穴按小腹兩下角之氣衝穴，隨之以
兩手心捂住氣衝穴（圖121）。隨後兩手自然垂落於身體兩側
（圖122）。接著意想左腰子找右腰子，右腰子找左腰子。通
過腰子帶動兩腳動，反覆運動可達忘我境界（圖123）。待練
至兩腳與肩同寬時，想一下鼻尖對準正南方，身體自然立定如
夢初醒，即可收功，做高抬腿緩步運動。

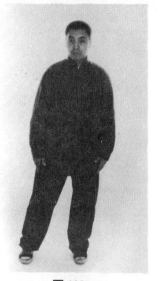

圖 123

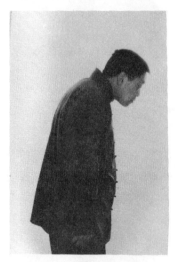

圖 124

　　以上三段功法（八卦洗髓功、太極按摩術和天機撥動法）
在技擊上的作用歸結起來有如下兩點：

　　第一，久練椿基穩定，重心下移，上虛下實，在受到對方
進攻時，不易失中。

　　第二，久練可達到太極拳之「意氣君、骨肉臣，腹心鬆靜
氣騰然」的高深境界。周身內外、層層處處均可隨意放鬆。能
做到彼挨我何處，我意在何處，只此一點陽剛之處，周身其餘

各處，全處於陰柔自如狀態。進攻防守均可做到無形無象，人
不知我，我獨知人。發力可節節貫穿，勁圓意遠，氣勢逼人。
進之則愈長，退之則愈促。化解可層層退讓，退中有進，柔中
有剛——使對方如墮五里霧中，感到我忽隱忽現，忽弛忽張；
我則精神能提得起，心氣能沈敛入骨，會神聚精極為虛靈，一
羽不能加，蠅蟲不能落，便利從心，毫無遲重之虞，泰山崩於
前，猛虎撲於後，毫無懼怕之感。

4.伸柔振盪意自然（周身大練法）

頭（頸）、肩、肘、手（腕）、臀（腰）、胯、膝、足這
八個部位，在武術界俗稱「八門」，是技擊中至關重要的幾個
部位。

本功法主要通過簡單、系統的方法，全面有效地鍛鍊上述
八個部位，從而延緩這些部位的衰老，消除這些部位的瘀滯、
疾患，保持這些部位的骨骼、肌肉、韌帶、血管、神經等軟組
織的健康狀態；同時，通過堅持不懈的鍛鍊，能不斷提高這些
部位的靈敏度、彈性力和承受力，從而提高人體的生理素質和
技擊、防暴能力。

本功法給每個部位規定了五種練法，最後規定了八種綜合
練法，易學、易記、有趣、有效。現分別介紹如下：

(1) 頭之練法

頭之練法主要是鍛鍊頸椎和其周圍的肌肉、韌帶、血管、
神經等軟組織。頸是支撐頭部重壓的唯一骨幹，有七節頸椎，
周身的神經都從中通過，是大腦指揮周身的信息通道。科學認
真地鍛鍊頸部組織，意義十分重要。特別是人到中年以後，易
發頸椎疾患，練頸是預防和治療頸部疾患、腦部疾患的有效方
法。主要練法有：勾、挑、轉、撥、頂五種。

勾：兩腳自然站立，周身放鬆，以下頜為引導向上、向前
、向下、向內勾轉，兩眼之神光亦隨頭部勾動之路線對整個脊
椎骨從下到上一節一節進行透視（圖124）。動作要緩慢柔和
，呼吸要均勻自然。

挑：兩腳自然站立，周身放鬆，以鼻尖做引導向下、向前
、向上挑轉，與勾相反，兩眼之神光亦隨之由上向下對整個脊
椎一節一節進行透視（圖125）。

轉：兩腳自然站立，以頭頂百會穴為引導，分別向左右兩
側旋轉，轉時想像百會穴有一根長辮子和頸椎相連，如同鞭子
，搖動鞭杆，鞭梢掃著地旋轉（圖126）。

拔：下肢姿勢不變，意想從大椎開始向上一節一節拉拔頸
椎，拉到頸椎首節便鬆弛下來，然後再拉，如此反覆進行。拉
時兩肩向下沈，兩眼向前遠方平視，頭輕輕搖擺，含有頂意。

頂：是以頭向前頂物或向下頂地。向前頂物可離樹或牆一
公尺左右，兩腿併立，身體向前傾斜，以頭向前拱頂牆壁或樹
木。可以頂住不動，可以反覆提足跟加力前頂，也可以頂住後
做身體轉動，不斷變換體位（圖127），也可以兩人以頭互頂
。隨著功力的增長，也可以在頭與牆之間不斷加磚：如練以頭
頂地（即頭手倒立），先以牆為依靠，兩手和前額觸地，呈三
角支撐，身腿直線倒立，停留一定時間；熟練後，雙手可逐漸
離地，僅以頭支撐；再熟練後可以離開牆壁，不要依靠。

以上五種練法，前四種都要注意緩慢輕柔，逐步加力、加
速，不可操之過急，特別是患有腦部、頸部疾患的人，更要注
意緩慢練習。練時要動中求靜，專心致志，不可有旁物干擾，
不可驟停，不可突然轉換方向。練後可有頭暈、頭脹的感覺，
特別是初練時或年老，或有頭頸部疾患者更是如此。但練完最
後之頂功，即可感覺到頭腦清輕，不適之感全消。

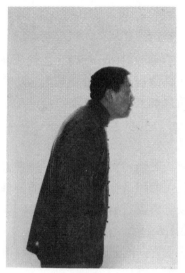

圖 125

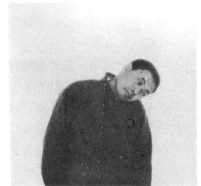

圖 126

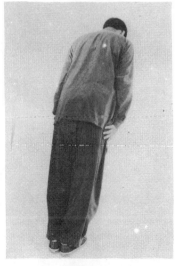

圖 127

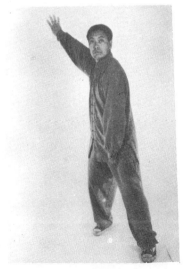

圖 128

(2) 肩之練法

肩之練法主要是鍛鍊肩關節周圍的肌肉、韌帶、血管、神經等軟組織，使之防老、抗衰，健康自如，經常練習可預防和治療肩周炎，有效提高技擊和抗暴能力。主要練法有掄、反、伸、帶、吊五種。

掄：分開胸、順臂兩種練法。

△開胸：左虛步站立，左腳尖點地，和後腳跟在一條直線，前後兩腿三七分力，溜臂吸肛，順胯合膝。左手心朝前，垂放於左大腿內側，右手引導向後舒臂掄展劃圓，意在右肩，自然放鬆。要左右式交替練習（圖128）。

△順臂：下肢姿勢不變，右手臂向前劃圓。要求與開胸相同，唯方向相反，要左右交替練習（圖129）。

練熟後可開胸順臂同時練習，左開右順或右開左順，在定

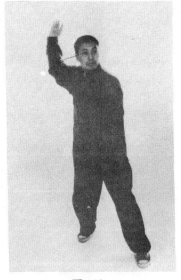

圖 129

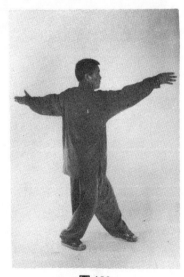

圖 130

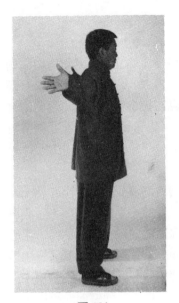

圖 131

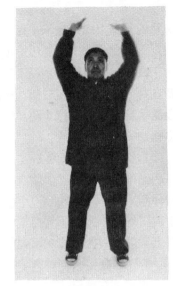

圖 132

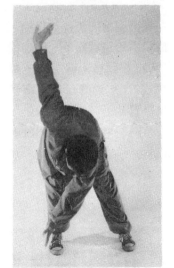

圖 133

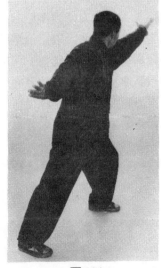

圖 134

步練熟的基礎上即可做行步練習（圖130）。

　　反：兩腿叉開，大馬步（或弓步）站立，兩臂用力向兩側挺胸平展，向後橫擊，意在兩肩（圖131）。青年人可練至兩手背在身後擊響。可在橫擊到極點時握拳發力，也可兩臂高舉時以兩手背向腦後擊打（圖132），也可俯身兩臂上下交替擺動（圖133）。

　　伸分側伸、前伸兩種練法：

　　△側伸：馬步或弓步站立，兩臂向兩側平展，手心朝上。先向一側用力伸肩，送手，小指引導隨送勁向外擰翻，手心盡量由內向外翻；另一手大拇指引導隨勢向內、向上翻轉，手心反向上，鬆肩向後伸拉。目視前伸手掌，然後回頭看另一側手臂。身勢隨轉做另一側練習，姿勢相同，方向相反（圖134）。

　　△前伸：右虛步站立，左手掌心向上，伸臂向前平托，右手沈肩墜肘，小臂橫於胸前，虎口對嘴（圖135）。然後坐身以肩催手，前後兩手變換位置。左手鬆腕轉掌向後螺旋摟提至虎口對嘴，同時右手以肩催手沿後撤之手的路線向下、向前推按，兩肩盡量向前後鬆拉（圖136）。拉鬆到極限時，右手鬆腕垂指翻掌向後螺旋回摟至原位（圖137）。兩臂反覆交替進行，先做定步練習，熟練後可做行步練習。

　　帶：右虛步站立，兩臂鬆肩，兩手向前平舉，右手心向上、左手心向下（圖138）。然後以肩發力，右肩向後猛帶，兩臂隨肩挫動：右手隨帶動之勢翻掌後摟，左手隨勢向前送穿，小指引導翻手擰掌，掌心盡量朝外（圖139）。左右如是反覆練習。

　　吊：右虛步站立，左臂放鬆自然下垂，右手向身體右側斜上方舒展，肩、肘、腕放鬆，手心向下、手腕與頭相平（圖140）。然後右手自然降落，兩腿也乘勢曲膝下蹲，同時勁從腳起

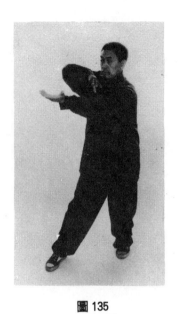

圖 135

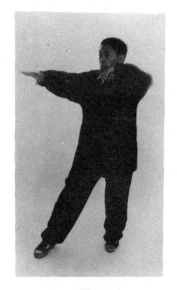

圖 136

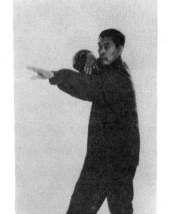

圖 137

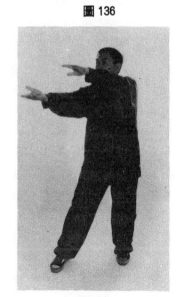

圖 138

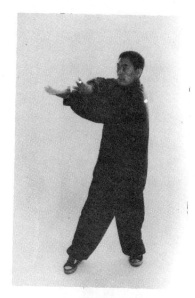 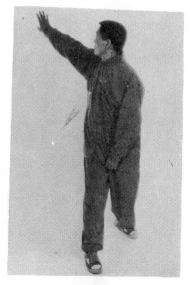

圖 139   圖 140

，由腳而腿、而腰、而肩、而肘、而手向前上方鬆肩，旋臂彈
腕抖手，手心儘量向外翻，兩腿瞬間直立向左扭轉。在內勁由
腳送到手腕時，注意手向上送，身體向下墜。在右手由右向前
上方運動，經過右大腿外側時，要順勢拍打風市穴（圖141、
142）。在右手彈到前上方極點後，右手由前上方按原路線螺
旋下降，兩腿乘勢直立，以右肩向右後方旋轉甩動，右手順勢
拍打右大腿內側（圖143）。然後吊肩，翻手折肘，從右上方
向腦後向下用力拍打大椎穴（圖144）。反覆練習，左右如是。

　　⑶ 肘之練法

　　肘之練法主要是鍛鍊肘關節周圍的肌肉、韌帶、神經、血
管等軟組織，使之防老抗衰，康健自如，預防和治療肘關節部
位之疾患，提高技擊和防暴能力。主要練法有：摟、刀、分、
剪、折五種。

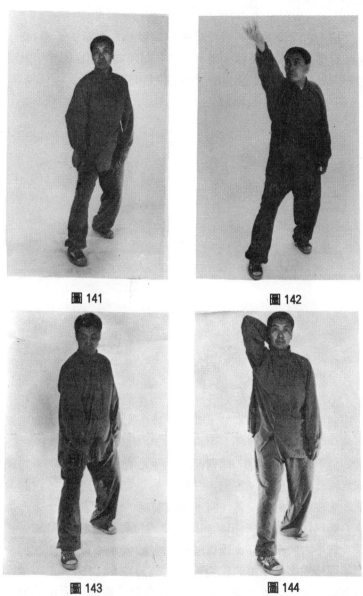

圖 141　　　　　　圖 142

圖 143　　　　　　圖 144

　　摟：右虛步站立，兩臂前伸，兩手心左右相對（圖145）。鬆肩墜肘，以肘為軸，兩手交替在胸前向內划立圓，手腕隨之向內做小圓旋轉（圖146）。兩下肢可交替練習。

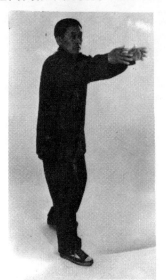 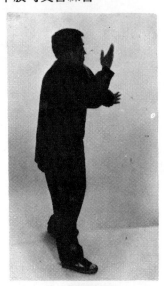

圖 145　　　　　　　　　　　圖 146

　　刀：右虛步站立，兩臂前伸，兩手心左右相對（圖147）。鬆肩墜肘，以兩肘為軸，兩手交替在胸前向外划立圓，手腕也隨之向外做小圓旋轉（圖148）。兩下肢可交替練習。

　　分：右虛步站立，兩臂前伸，手心向下（圖149）。然後翻掌以食指做引導，鬆腕、鬆肘、翻手掌（圖150），以肘為圓心，在胸前分別向外、向內平圓動轉，兩手背在肩上方擦過後（圖151），在胸前相貼向前穿至原位再行反覆（圖152）。

　　剪：右虛步站立，兩臂前伸，手心向下（圖153）。然後兩手同時向胸前平拉，在胸前約10公分處（圖154），兩掌向外翻轉，手心向上（圖155），以肘為軸平圓雲片至正前方，

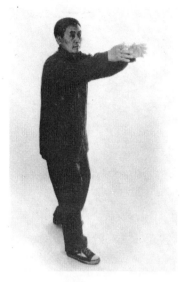

圖 147

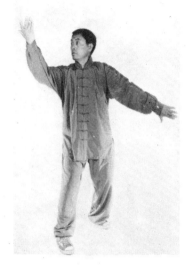

圖148

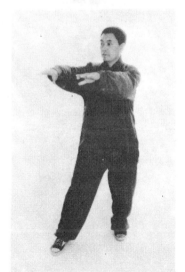

圖 149

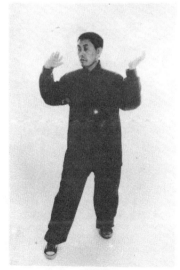

圖 150

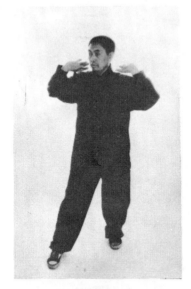

圖 151

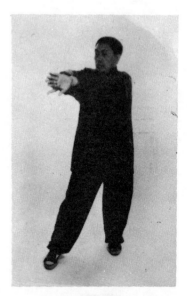

圖152

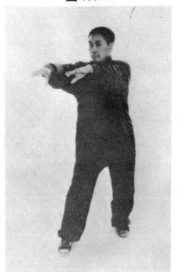

圖 153

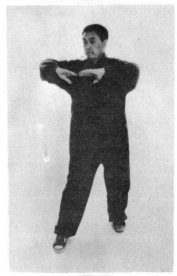

圖 154

再手心朝上，兩掌外側相碰（圖156）。然後，腕、肘鬆轉，再按原路線運轉練習。兩下肢可交替練習。

折：自然站立，一腳向正前方邁進一大步（圖157），用力踏地。同時，前腳後跟向外擰，身體隨轉，馬步下蹲；前手亦同時曲肘，握拳虎口對耳門，如打電話之勢，後手握拳置於前肘內下側，是謂立肘（圖158）。左右式相同。也可練弓步橫肘，練肘手心找肩井（圖159）。兩下肢可左右交替練習。

(4) 手之練法

手之練法主要是鍛鍊手腕關節周圍的肌肉、韌帶、血管、神經等軟組織，使之靈活、康健、富有彈性，預防腱鞘炎，提高技擊和抗暴能力。主要練法有捽、拍、扇、抖、撣五種。

捽：虛步站立，兩手心朝上，鬆腕，運腕，以手腕之彈力，朝地面抖捽手背，如同向地上捽物一樣（圖160）。

拍：虛步站立，手心向下，運腕彈拍，如同拍皮球一樣（圖161）。

扇：虛步站立，立掌，兩手心相對，以腕之彈力運腕相扇，如同以扇扇風（圖162）。

抖：虛步站立，前手與頭相齊，後手高與肩齊，沈肩墜肘，兩手心均向內，一前一後，一以腕之彈力，以兩手大指和兩小指做引導，運腕抖手，頃刻兩手氣感如球（圖163）。

撣：虛步站立，兩臂放鬆，平舉於胸前，手心向內，以手腕之力向斜上方撣打，如同用雞毛撣子撣土一樣，除手腕用力外，別處都不可用力（圖164）。

(5) 臀（腰）之練法

臀（腰）之練法主要是鍛鍊脊椎周圍的肌肉、韌帶、血管、神經等軟組熾，使之靈活、康健，富有彈性，可預防和治療坐骨、骶椎、腰椎和腦部等部位、特別是神經系統的疾患，久

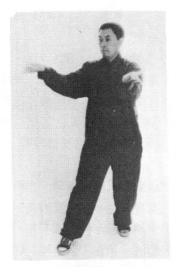

圖 155

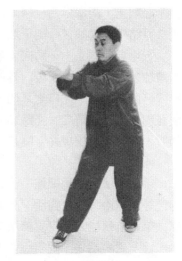

圖 156

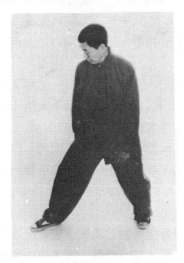

圖 157

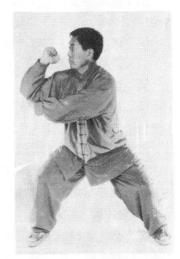

圖 158

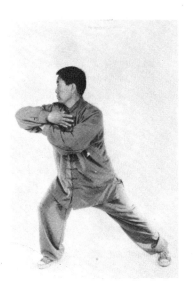

圖 159

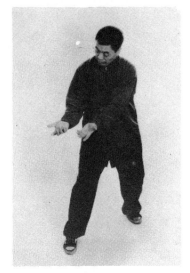

圖 160

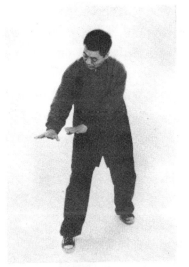

圖 161

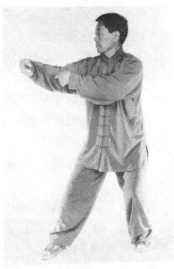

圖 162

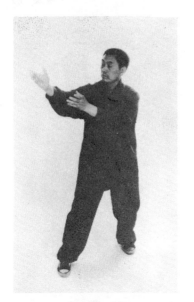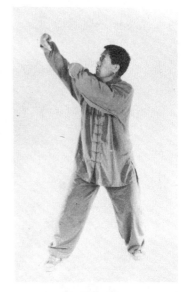

圖163　　　　　　　　　　　　　　圖164

練督脈充盈，任督暢達，周天貫通，大道可成，不但可以治療
、抵禦多種疾病，還可以充分挖掘人體內部潛能，並極大地提
高人體的技擊、抗暴能力。主要練法有：蠕、擺、轉、開、窩
五種。

蠕：自然站立，以意念指揮脊椎從尾骶骨開始向上一節滾
動，一直滾至頸椎首節，再反覆下滾如同蟲行（圖165①）。

擺：自然站立，以意念催動脊椎從尾骶骨開始一節一節左
右擺動，上下反覆練習，如同蛇行（圖165②）。

轉：自然站立，以意念催動脊椎從尾骶骨開始一節一節向
上旋轉，也可以整個脊椎或局部脊椎立轉（圖165③）。

開：分拉開、錯開、撐開三種練法：

△拉開：自然站立，以意念催動脊椎從尾骶骨開始向上一
節一節上下拉開，直至大椎（圖165④）。反覆練習。

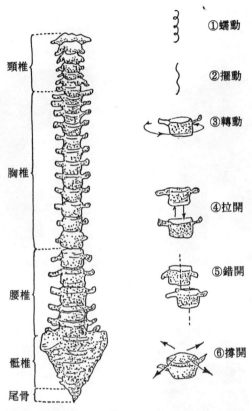

圖 165

　　△錯開：自然站立，以意念催動脊椎從尾骶骨開始向上一節一節左右相互錯動，直至頸椎首節（圖165⑤）。反覆練習。

　　△撐開：自然站立，從尾骶骨開始，從下向上意想脊椎一節一節從內向外撐開，再合上，一直想到頸椎首節（圖165⑥）。上下反覆練習。

　　窩：自然站立，上身前俯後仰、左右傾斜、俯身大轉等均為窩（圖166、167、168、169）。

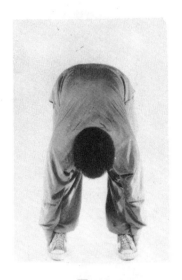

圖 166

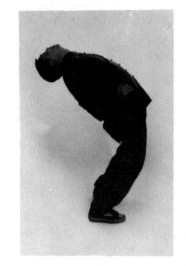

圖 167

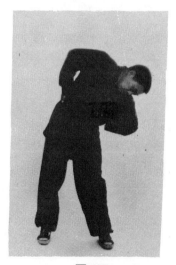

圖 168

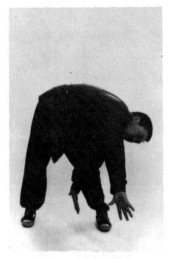

圖 169

⑹ 胯之練法

胯之練法主要是鍛鍊胯關節周圍的肌肉、韌帶、血管、神經等軟組織，使之儘量做到能和上肢肩關節一樣靈活，對於防老、抗暴、技擊均有重要意義。主要練法有合、擺、悠、蹬、涮五種。

合：兩臂向兩側平展、手心向前，一腿獨立，另一腿懸在胸前向內側划圓，以腳內側擊打另一側手心，即裡合腿（圖170）。左右腿交替練習。

擺：兩臂向兩側平展，手心向前，一腿獨立，另一腿旋腿在胸前向外划圓，以腳面擊打同一側手心，即外擺腿（圖171）。左右交替練習。

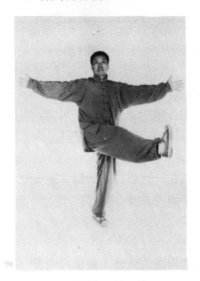 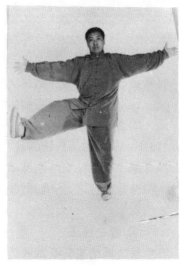

圖 170   圖 171

悠：一手扶牆或扶樹，裡側腳站在一塊平放的磚上，外側腿懸空前後悠蕩。前悠膝不可彎曲，腳尖內勾直奔頭部（圖172

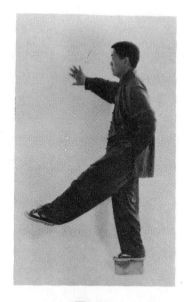 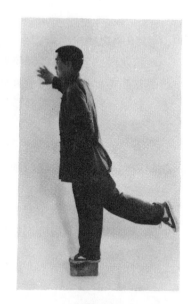

圖172　　　　　　　　　　　圖173

）。向後悠時腳心奔向後頭部（圖173）。也可用正踢腿和倒打紫金冠代替悠腿。兩腿交替練習。

蹬：左腿獨立，右腿曲膝向身體右側以腳後跟用力向右蹬踹，兩臂也隨著向身體兩側撐展，左手掌根用力向左推（圖174）。左右如是交替練習。

涮：自然站立，兩腳略比肩寬。鬆胯左右平轉，前後立轉，轉時有旋打之意，如同在水中涮洗衣物（圖175、176、177）。

(7) 膝之練法

膝之練法主要是鍛鍊膝關節周圍的肌肉、韌帶、血管、神經等軟組織，使之康健靈活，經常鍛鍊可預防和治療多種原因引起的關節痛、關節不利，對防老、抗暴、技擊亦有極為重要的意義。主要練法有跪、盤、歇、揉、彈五種。

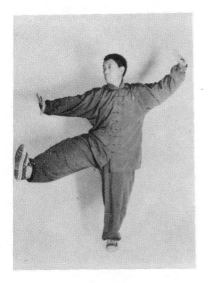

圖 174

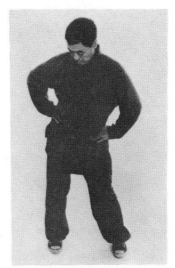

圖 175

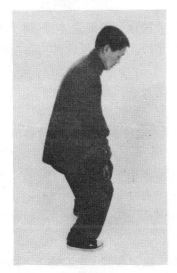

圖 176

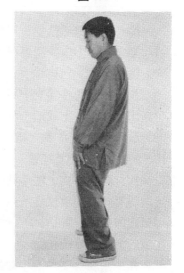

圖 177

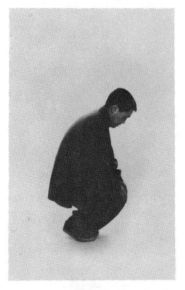
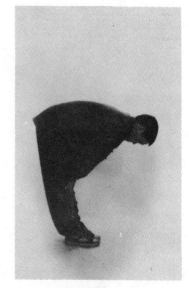

圖 178　　　　　　　　　　　圖 179

　　跪：兩腿自然站立，以兩手扶膝曲膝前跪（圖178），並借起立之勢用力向後崩膕窩（圖179）。反覆練習，也可以在床上跪坐。

　　盤：一腿曲膝站立，另一腿放在該腿之上（圖180）。也可在床上或凳子上或地上練習單、雙腿盤坐。

　　歇：自然站立，一腿向另一腿後側叉步，曲膝疊坐（圖181）。左右腿交替練習。

　　揉：兩腳併立，雙手扶膝，左右划圓揉轉（圖182）；也可兩腿叉開，兩手扶膝，曲膝向內揉和向外揉（圖183）；也可單腿內外揉（圖184）；也可以一腿曲膝獨立，一腿懸提，在側前方圓轉（圖185）。

　　彈：兩腳併立，兩手握拳，置於腰間。拳心向上，兩肘後拉，然後左腿獨立，右腿曲膝懸提，繃腳面以膝關節之彈力用

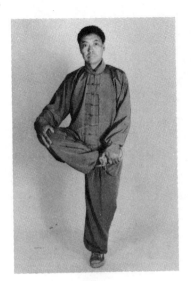

圖 180

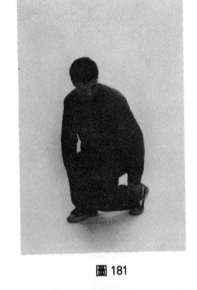

圖 181

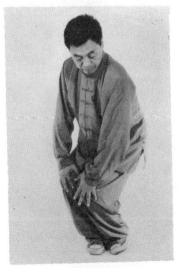

圖 182

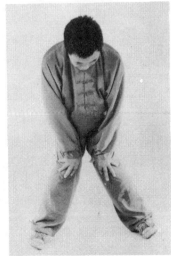

圖 183

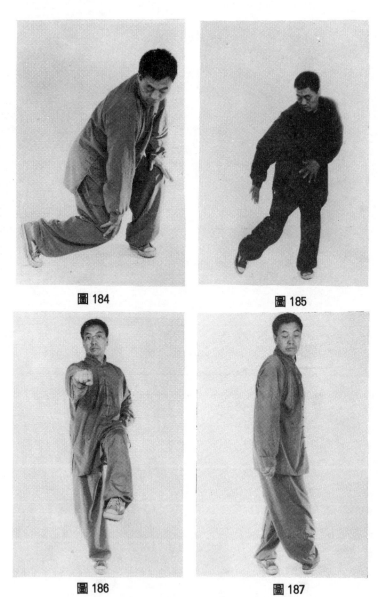

圖 184

圖 185

圖 186

圖 187

力向前彈踢，左拳向前摟打，拳心向下（圖186）。左右交替
練習。

(8) 足之練法

足之練法主要是鍛鍊踝關節周圍的肌肉、韌帶、血管、神
經等軟組織，使之康健、靈活、富於彈性，提高抗衰老、抗暴
力和技擊能力。主要練法有扣、擺（瓣）、戳、刀、震五種。

扣：兩腳自然站立，一腳經另一腳前合膝扣步，兩腳成倒
八字（隨著功夫的提高，可使兩腳平行成為二字）（圖187）。

擺（瓣）：接前式，以扣腳為支撐，另一腳離地，腳尖由
內向外瓣轉，腳跟朝前，腳尖朝後，仍成倒八字或二字（圖
188）。

戳：用腳尖點戳地面、木樁或牆壁，以刺激足三陰三陽經
（圖189），對健身和提高技擊能力均有良效。也可試著練習

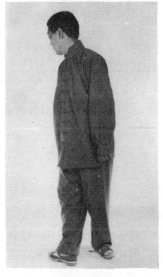

圖188

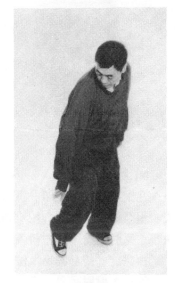

圖189

用腳尖行走。

　　刀：一腳站立，一腳臥立如刀，用腳之外側在身體前方向左右砍剁（圖190）。

　　震：虛步站立，前腳收回抬起，至另一足內側，以足跟用力向地下震踏。另一腳借震踏之勢向前邁出，仍為虛步（圖191、192）。左右腳反覆交替練習。也可以併步站立原地震腳，如陳氏太極拳的金剛搗椎。

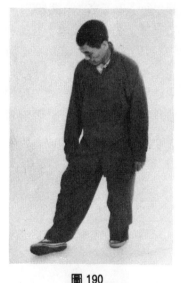 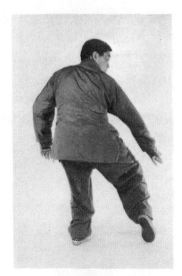

圖190　　　　　　　　　　　　圖191

(9) 綜合練法

　　在上述八個部位單一練法的基礎上，可以進行綜合練習，或叫組合練習。下面介紹八種綜合練法。這八種綜合練法的口訣是：盤肘吊肩，八方抖彈。螺旋行走，脊節動轉。三盤落地，足膝盤旋。俯身洗足，按地騰懸。八法自然，地覆天翻。

　　第一，盤肘吊肩。虛步站立（也可自然站立），前手鬆肩

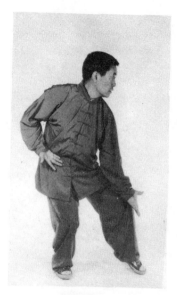 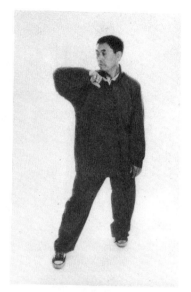

圖 192　　　　　　　　　　圖 193

垂肘，小臂橫平於胸前（圖193）。然後以肘為圓心，臂外旋
，上身也隨之向另一側扭轉，肩找胯，肘找膝，眼神追手，手
心朝上，在胸前旋轉一周（圖194）。身體乘勢回轉臂內旋。
回轉時盡量曲肘、拱腕，手由胸前儘量向腋下（圖195）、向
背後、向肩部盤吊。手到背後手心轉向內，手指盡量向上移。
在前手向腋下盤插時，後手乘勢曲肘外旋（圖196）。在前手
向背後盤吊時，後手臂內旋（圖197），在腹前向外向上，向
背部大椎處拍打（圖198）。上下兩手盡量相接或相疊（圖199）
。左右如是交替練習。

　　第二，八方抖彈。分單、雙帶，游，展三種抖法。

　　△單臂抖彈：虛步站立，周身放鬆，意想勁從腳起，由腳
而腿而腰而肩而肘而手逐級傳導，用內勁把前臂向斜上方抖出
。在手被抖到極點時，手腕加力向上再加一下彈力（圖200）

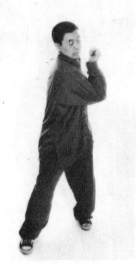

圖 194

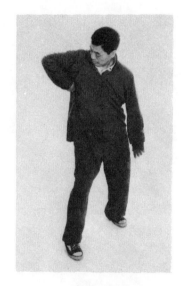

圖 195

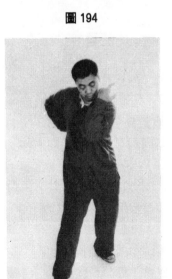

圖 196

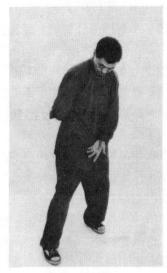

圖 197

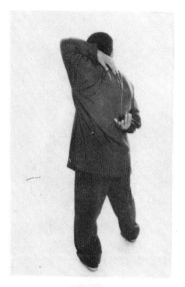

圖198　　　　　　　　　　圖199

。左右手交替練習。

　　△雙臂抖彈：虛步站立，周身放鬆，和單臂抖彈要求一樣，雙臂一起向頭上方抖彈（圖201）。

　　△帶穿抖彈：姿勢和要求與前面肩之練法的「帶」相同，唯在穿帶的同時不停地抖肩震顫，穿帶不停，震顫不斷（圖202）。此式難度較大，非經較長時間鍛鍊，不能做到。

　　△游身抖彈：右虛步站立，兩手心朝下，向前平舉（圖203）兩手不動，肩、腰、胯由左向右平轉一周。兩手回原位時，用力周身抖動（圖204）。然後肩、腰、胯一起再由右向左回轉一周，把左腿帶到前面變成左虛步。肩、腰、胯不停，隨著由右向左轉一圈，同時全身用力抖動。如此反覆交替練習。

　　△展臂抖彈：自然站立，兩臂向兩側平展。手心向前，以兩肩發力帶動全身，如馬抖毛，用力不停地抖動（圖205）。

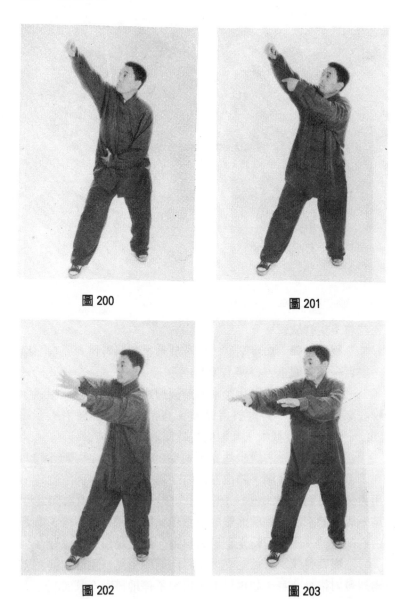

圖 200

圖 201

圖 202

圖 203

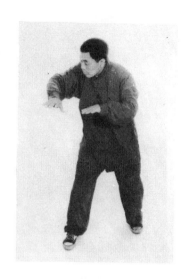 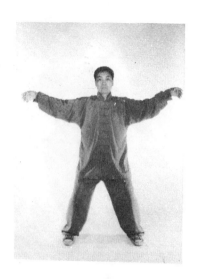

圖 204　　　　　　　　　圖 205

　　第三，螺旋行走。自然站立，右腿提膝向左腿外側邁步。邁步時腳尖先向內扣（不落地），接著腳尖向外擺動落地，落地後再將左腿從後面提膝，按上述要求運動。走起來就像兩根鑽一樣，上身和兩手自然配合隨著扭動。可原地行走，也可螺旋向前行走（圖206、207）。

　　第四、脊節動轉。與前面腰之練法的前四種練法即蠕、擺、轉、開的要求完全一致。

　　第五，三盤落地。兩腳自然站立，兩臂下垂，周身放鬆，兩肩交替向前搖晃，兩腿隨搖隨曲膝下蹲。膝蓋不得超過腳尖，不要突臀。兩腿蹲起不停，兩肩搖晃不停。然後兩肩再交替向後搖晃，身法要求與向前搖晃一致（圖208、209）。

　　第六，足膝盤旋。兩腳叉開，自然站立，左腿向右腿後叉步，右腿曲膝歇坐於左腿上（圖210）。隨即左腿直立，右腿

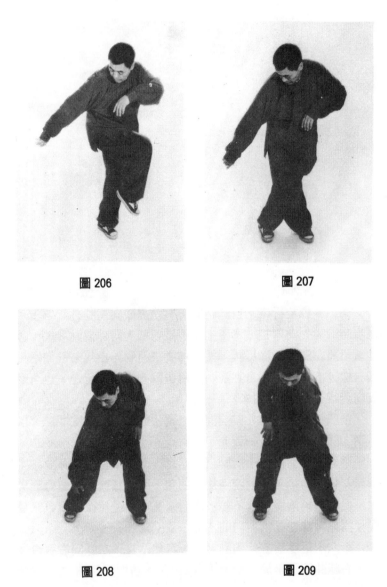

圖 206

圖 207

圖 208

圖 209

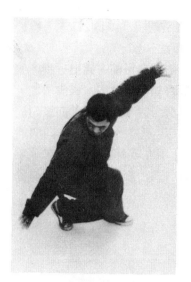

圖 210

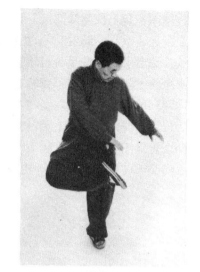

圖 211

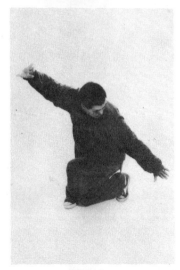

圖 212

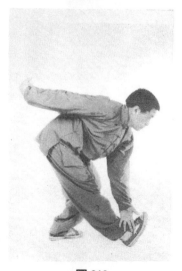

圖 213

提膝向左腿上部盤膝而過（腳心儘量朝上）（圖211），繞於左腿後成歇步（圖212）。左右腿練法一致。

第七，俯身洗足。自然站立，右腿向正前方邁出一步，俯身坐胯，勾腳尖。左手背貼右大腿外側向下直插，指尖觸地，同時向前以手背擦摩右腿和右足外側；右手同時順勢向後勾提，提至肩關節到極限（圖213）。左手不停，順腳尖方向向前向上直挑，身體亦漸直起（圖214）；左手與腰平時翻掌，手心向下，曲臂（圖215），由右腹前向左摟至胯外側向後勾提

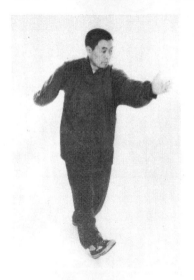
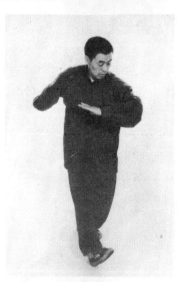

圖 214　　　　　　　　　　　圖 215

，至肩關節到極限處。同時左腿向前邁步，足跟著地，足尖回勾，右手同時順由後面向前向左腳外側下插做「洗足」動作（圖216）。然後左手向後勾提，右手上挑，身漸直起，要求與右勢相同（圖217）。

第八，按地騰懸。自然站立，俯身用力按地（圖218），

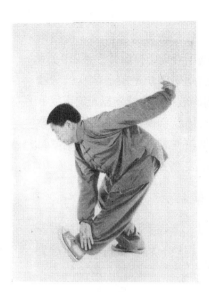

圖 216

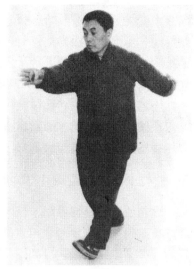

圖 217

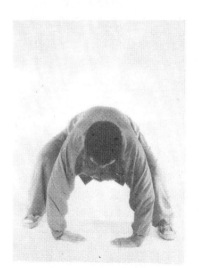

圖 218

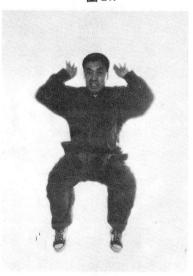

圖 219

向空中縱跳，同時發「哈」聲。手腳姿勢可隨意自然，可向兩側撐踹，可兩腳後跟向上打臀，兩手背向上打肩井（圖219）。

「八法自然，地覆天翻」，這兩句口訣是說上述八種練法如果能練習純熟自然，表演和實用的效果都會達到驚人的程度。

上述八個部分的40種單練和八種綜合練習方法的鍛鍊次數，可根據自己的年齡、體質自行掌握。要循序漸進，要適度，以練後感到舒服、有興致為好，不要勉強。

5. 擊打抓撐似瘋癲（周身擊打法）

本功法主要是通過擊、打、抓、撐等手法，強烈刺激周身的皮膚肌肉、血管、神經、穴位、經絡、骨骼和內臟，以達到通經化瘀、調和營衛之目的。此功法能驅風散寒，療除痼疾，強筋壯骨，振奮精神，堅固內臟，融治病、健身、排體、操手於一體，是治病、強身、提高抗暴能力的有效方法。它簡便易學，男女強弱均可適用。可自練，可互練，可隨時、隨地、隨意練習，不加任何意念，不需任何條件，無任何副作用，勁力、火候可根據自身情況、追求目標自行掌握。

本功法分為叩打法、拍打法、擊打法、程序法和綜合法幾種。

叩打法用指，其勁輕、面小、點多，意在點穴通經，適用於一切對象，一切疾患，一切部位。功效和舒適感都很理想。由於整個叩打過程都用指端，**因此**可同時持續強力刺激雙手之十宣穴，疏通手三陰三陽之經絡，療此六經疾患。久練十個指頭會自感氣力沈實、充足，對提高以掌指擊人為特點的八卦掌的穿擊威力，對提高為他人按摩治療的功力均有極好效果。

拍打法用掌，其勁重，但面較大，且要求抖腕疾拍，意在刺激皮膚、肌肉，適用範圍較廣。拍打後周身暢快，精神振奮

，氣血流暢。

擊打法用拳，其勁狠，面積適中，意在振盪骨骼和內臟，療除痼疾，身體強壯或有排體基礎者，欲提高功力，宜用此法。擊打時還應身、手盡量合力互擊，肩、肘、腕、手同時旋轉加力，周身放鬆，鼻孔用力噴氣。

以上三法，習者可循序練習，也可根據自己身體狀況，追求目標，自己選擇，自行掌握。但筆者認為，一般應以叩打之法為主，所以本篇主要介紹叩打之法。

程序法是在自身某一部分被擊打之後，再把所有被擊打過的部分，用五指隨意施以抓、捏、揉、摩——勁力適中，以疏導瘀滯，同時進一步加強刺激，提高功效。此法易學、易練，容易掌握，可以配合叩、拍、擊三種打法練習，效果極佳。

綜合法主要配合拍打法，它有三項要求：

第一，要求去則拍打，回則抓擤，來去無空手。

第二，要求拍打之手打時要有向上或向下旋搓之意，手與身相碰時要借旋搓之勢迅速原地揉轉1—2周，被打部位也要盡力順勢旋轉，同時深吸氣。五指要狠如鷹、虎之爪，抓、擤、拉、捩皮膚、肌肉。

第三，要求拍打時，被拍打部位要盡力與拍打之手有合力互擊之意；抓擤時，被抓擤的部位，也要有旋轉掙脫之意。

具體功法：

(1) **擊打抓擤頭頸之法**

馬步站立，以腕之彈力用雙手十指指端反覆叩打額面部所有經穴，上至髮際，左右至兩耳，下至頷骨，凡是手指能叩打到的地方都要盡興叩打（圖220）。然後叩打頭部髮際以內所有經穴，從外向內或從內向外盡興叩打（圖221）。然後叩打脖頸周圍所有經穴（圖222）。最後用雙手十指指腹反覆抓、

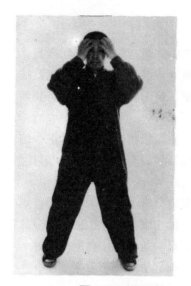

圖 220

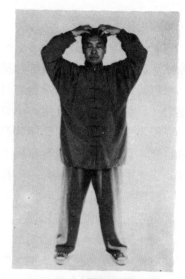

圖221

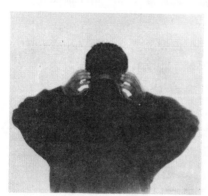

圖 222

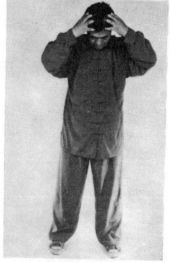

圖 223

捏、揉、摩整個頭頸、額面所有各個部位（圖223）。

(2) **擊打抓撈肩臂之法**

馬步站立，用一側手指盡興叩打另一側肩周圍，大、小臂周圍，腕、掌周圍所有經穴，最後從肩至手用力抓捏揉摩，左右如是（圖224、225、226）。

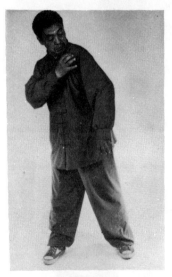 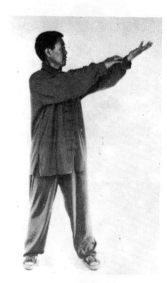

圖224　　　　　　　　　　圖225

(3) **擊打抓撈肋、腹胸之法**

馬步站立，一臂上舉，肘尖向後舒擺，將腋窩和肋脇充分舒展；另一手從腋窩開始向下經胯前、恥骨、腹胸中線、鎖骨下、肩前繞圈或上下或左右盡興反覆叩打所有經穴。然後換手，再如是敲打另一側。最後作胸、肋、腹全面抓、捏、揉、摩（圖227、228）。

(4) **擊打抓撈胯腿膝足之法**

虛步站立，兩臂放鬆，以腕之彈力帶動兩手用指端叩打大

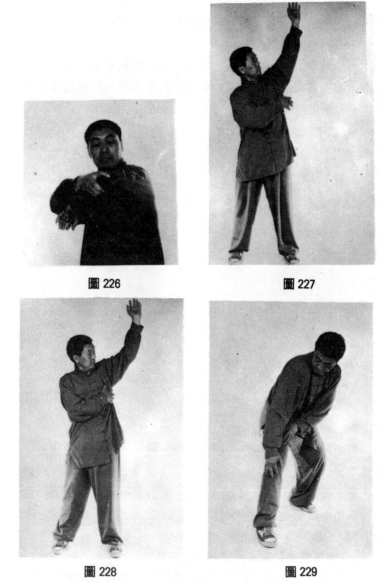

圖 226

圖 227

圖 228

圖 229

腿前側，上至大腿根部，下至足趾，往返盡興叩打所有經穴，
左右如是（圖229）。然後撲步站立，兩手叩打大腦外側，上
至胯下至足小趾外側所有經穴，往返盡興叩打，左右如是（圖
230）。然後弓步站立，以一側手指叩打大腿後側，上從臀部
開始，下至足跟所有經穴，往返盡興叩打（圖231）。然後擺
步站立，即後腳負重，前腳尖外撇，大腦內側朝前，用兩手

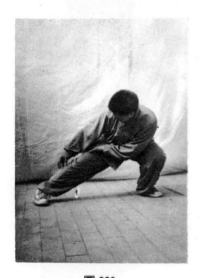
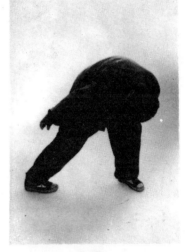

圖230　　　　　　　　　　　圖231

十指叩打大腿內側，上從大腿根部開始，下至足大趾內側所有
經穴，往近盡興叩打，左右如是（圖232）。最後兩手同時抓
、捏、揉、摩一側胯腿膝足，左右如是（圖233）。

(5) **擊打抓摔腰骶之法**

俯身站立，兩手在身後從尾骨開始沿脊椎盡量向上叩打，
直至肩關節（到極限止）的所有經穴，往返盡興叩打（圖234）
。然後兩手分別從尾骨兩側的坐骨開始向兩腎府上方叩打至肩

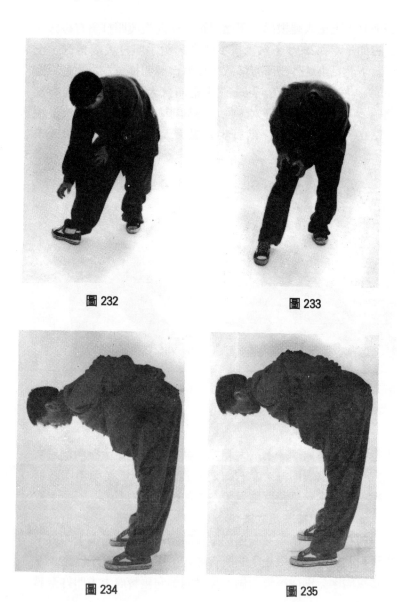

圖 232

圖 233

圖 234

圖 235

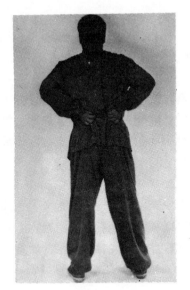

圖 236

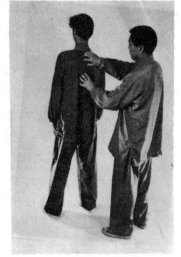

圖 237

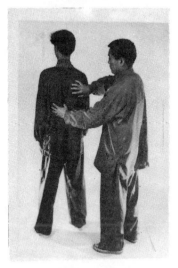

圖 238

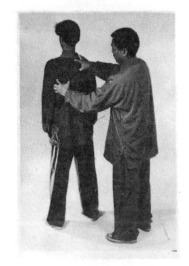

圖 239

關節（到極限止）的所有經穴，往返盡興叩打（圖235）。然後進行抓、捏、揉、摩（圖236）。

(6) 擊打抓摩肩背之法

此法因自己難做，須二人合作或多人合作。如是多合作，可站成圓圈，後邊的人用雙手叩打前面人的肩、背。先從大椎和肩井開始，向下反覆盡興叩打胸椎和胸椎兩側所有經穴，最後施以抓、捏、揉、摩（圖237、238、239）。

(7) 擊打抓摩足底之法

習者一腳獨立或坐在凳子上、床上，以一腳著地，另一腳盤膝放在直立之腿的膝上，脫鞋以指叩打全腳掌所有經穴（圖240）。然後施以抓、捏、揉、摩之法（圖241）。左右如是，反覆練習。

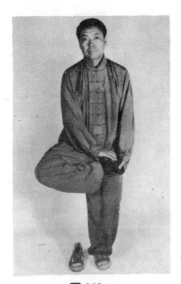

圖240

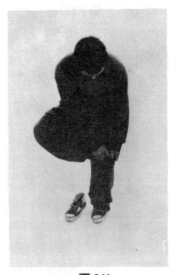

圖241

6.「八樁」站就人難犯（八樁站練法）

八樁之法，是當代著名武術家、太極拳家、氣功家王培生老師所傳，他是根據人體真氣運行的竅位和哲學、力學、心理學之原理，並結合易理而創編的。每一種樁法練熟之後都同時具有健身和技擊兩方面的作用。

⑴ 乾樁

乾，卦象為☰。乾三連，為天，為陽，方位為西北，五行屬金，人體對應竅位是性宮和肺俞穴。其演練法為：自然站立，先意守左乳房內上角之性宮穴，稍停，移向肺俞穴、命門穴，而後到湧泉穴（圖242）。然後鬆肩墜肘，兩手自然抬起至兩手中指指尖與太陽穴相齊（圖243）。

然後將兩手背外勞宮穴和兩肩井穴前後對正（圖244）。

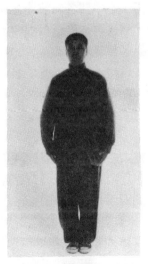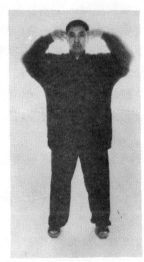

圖242　　　　　　　圖243

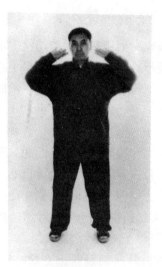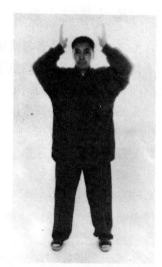

圖 244　　　　　　　　　　圖 245

待手心有蠕動感時，開始想像從兩手心中間各向前連著長出三
隻手，每隻手心都長有一隻眼睛。然後再從自己兩眼開始想像
，每隻眼睛向前也連著長出三隻手，每隻手心都長著一隻眼睛
。接著從想像出來的三隻手前面，再接著按上述要求連續想像
兩次（共想像六回三次），這樣，在兩手兩眼前面共接連長出
四排長眼的手，每排12隻長眼睛的手，總計長出36隻長眼睛的
手。

　　然後轉掌使兩手之掌根與頭維穴左右對正，意想兩手中指
指尖直插雲天，同時想像百會穴亦升到天空，身體有懸起之感
，雙腳似要離地（圖245）。然後兩手中指於頭頂上方相接
（圖246）。隨之兩手食指、中指、無名指和小指之指甲相貼
，繼之兩手背相貼並往下伸，含有將地穿透之意（圖247）。
兩手下穿之後，再將兩手拇指指甲貼在一起，然後兩手分別往

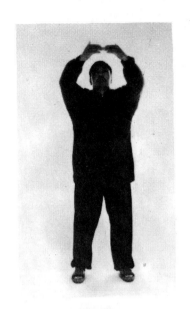
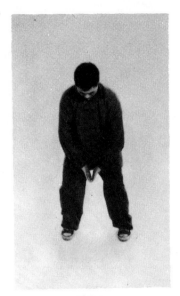

圖 246　　　　　　　　圖 247

後一扒（圖248），使之有扒地之感覺。與此同時，意想眼前
的地面出現一大裂縫，瞬間，自己一下沈到裂縫裡，此時自己
的前胸後背會感到特別舒暢（共做九次）。

　　然後兩掌心轉向內貼兩大腿外側收式。練此椿可治多種眼
疾。在技擊上可練眼神，亦可發人。如若對方向自己推來，只
要意念一想，手指指天，隨之眼神往前遠方一看，即可把對方
擊倒在地；或是對方向自己推來，自己意想扒地，也可以把對
方擊出很遠。

　　⑵　坎椿

　　坎，卦象為☵。坎中滿，五行屬水，方位正北，人體對應
竅位是會陰穴。坎椿乃氣功中「取坎填離」之法，練之不僅能
溝通人身中的任督二脈，還可使衝、帶二脈氣血運行更為暢通
，做到水火既濟。其演練之法為：兩腳分開與肩同寬（圖249）

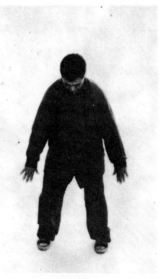

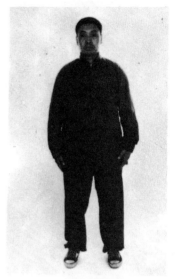

圖 248　　　　　　　　　　　圖 249

，兩臂抬起，環抱於胸前，兩虎口朝天，手心向內，兩中指指尖相觸，眼神注視手指接觸之縫隙處（圖250）。隨之在意念引導下，使兩手之中指不停地緩慢而均勻地做觸而即分，分而即觸之動作（圖251）。做九次後鬆肩墜肘，兩手下移至大腿兩側。

久練此功法，能使任、督二脈相通無阻，百病不生。在技擊上勁別屬「掤」，威力很大，如對方向我撲來，我則意想會陰穴，重心自然下移，同時兩眼向上方看，兩手相隨，即可把對方發出。此椿對氣功中周天功夫之行功會起到顯著作用。

⑶　艮椿

艮，卦象為☶。艮覆碗，為山，方位東北，五行屬土，人體對應竅位是肩井穴。此椿對於健身、防身作用之大不可思議。其演練之法為：站立，兩腳分開與肩同寬，兩膝微曲，腳趾

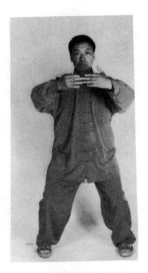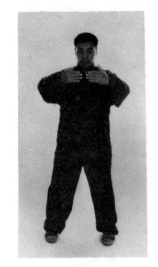

圖 250　　　　　　　　　　圖 251

抓地；小腹內收，豎腰立頂，溜臀提肛，含胸拔背；沈肘虛腋
，兩臂如抱球狀，掌心向下，五指微曲；舌抵上腭，唇輕閉，
目微合，全身鬆靜自然。上虛下實，重心落於兩腳之間，形意
如同金鐘扣地（圖252）。隨之意想掌心下按水中之浮球（圖
253）。有感覺後隨即意想兩肱架在雙槓之上，胯、膝、足一
齊放鬆，微微下蹲（圖254）。

　　繼之意想再按水中之浮球，身體亦微微上起。掌心有感覺
後，雙臂再次架雙槓。如此反覆練習九次。然後全身放鬆，意
想掌心之「球」泄氣，手臂徐徐下垂於大腿兩側收式。

　　本功法可以「煉精化氣」，從而體現了氣功中的「三花聚
頂」和「五氣朝元」。「三花」即精、氣、神，「五氣」即肝
、心、脾、肺、腎之氣。本功法能使這「三花」、「五氣」得
到調理，從而達到性、命雙修之效果。熟練此功後，在技擊上

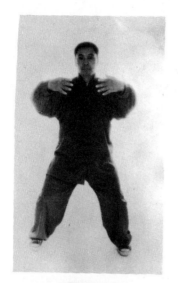

圖 252

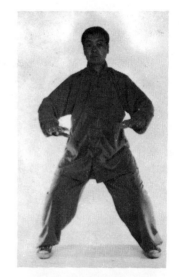

圖 253

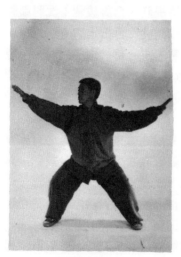

圖 254

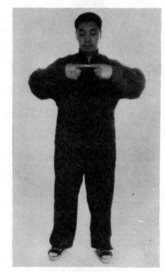

圖 255

作用顯著，如對方向我推來，我之掌心意想按住水中浮球，便可把對方擊出；亦可把兩臂左右展開，並使與肩平，用意象如落於雙檟之上，同時胯、膝、足一齊鬆，霎時間，便會產生一種不可抗拒之力量。挨身者，便會即刻倒地或被摔出。

(4) 震樁

震，卦象為☲。震仰孟，為雷，方位正東，五行屬木，人體對應竅位是夾脊。木屬直性，木能生火，又能剋土。練此樁對心陰不足和肝陽上亢引起的諸多不適均有很好療效。其演練之法為：自然站立，兩腳尖朝左、右分開成六十度；隨之屈膝略蹲，鬆肩墜肘，兩臂自然拉起，兩手中指指尖、無名指指尖、小指指尖、拇指指尖同時屈曲回手心，唯食指直伸，並相觸置於胸前（圖255）。隨之身體半面右轉，重心置於左腿。右腿自動向前邁出一步，同時使左手之虎口與右肘之少海穴相觸後即相對分開，兩食指向前，眼神注視斜前方（圖256）。隨之意念落在左腳，同時，左腳向下蹬地，直到蹬不上勁之時為止，此時重心落在右腿（圖257）。

繼之意念注於右腳，同時右腳蹬地，身體後移（圖258）；再意念注於左腳，同時左腳蹬地，身體前移……如此前後移動（手勢不變），往復練習九次之後，左腳向前與右腳並齊。之後，上體半面左轉，重心置於右腿，左腳自動向前邁進一步，同時使左手從右手的下面移向前方，右手虎口和左手之少海穴相觸後即相對分開，兩食指向前。眼神注視斜前方（圖259）。意在右腳，右腳蹬地，身體前移（圖260）；意在左腳，左腳蹬地，身體後移（圖261）。如此前後反覆練習，9次之後，右腳向前與左腳並齊。隨之上體左轉一如前法，左右各做9次即可收式。收式之法是以虛步向實步靠攏，然後兩手的中指、食指、拇指之指尖相互接觸於胸前，眼神注視食指指尖（圖262

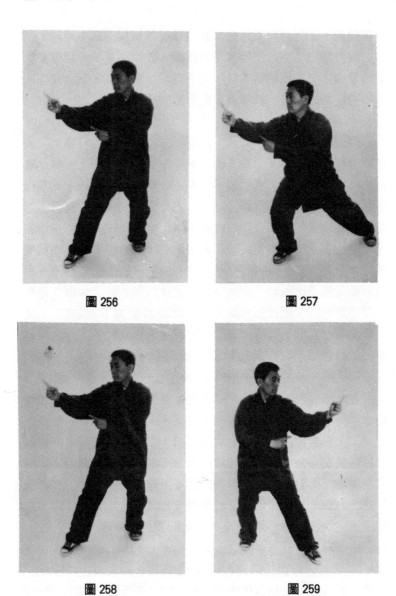

圖 256

圖 257

圖 258

圖 259

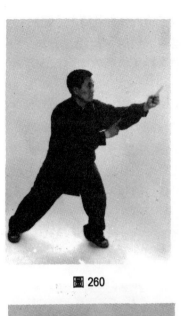

圖 260

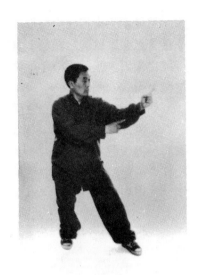

圖 261

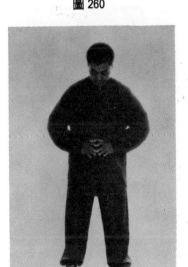

圖 262

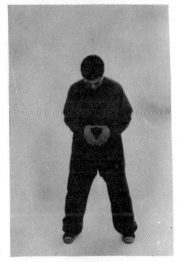

圖 263

）。然後兩手大指、中指形成一個三角形套在肚臍上（圖263）。接著意想鬆腳腕之關節，繼之鬆膝、鬆胯、抬頭、眼神平視。隨之鬆肩、墜肘、兩手下移、中指點按氣衝穴；隨即兩手心按住氣衝穴（圖264）。

　　然後兩手分落置於身之兩側，手心向下，指尖朝前，靜守三息（圖265）。之後手腕放鬆，手心貼在股側。最後收腹、鬆胯，提膝散步（圖266）。震樁之用法是，前足蹬地，身體後移；後足蹬地，身體前移。借此順衝慣性原理，結合對方進招之勢，配合協調，用之得當，可立見功效。

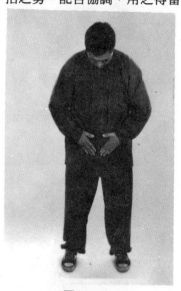
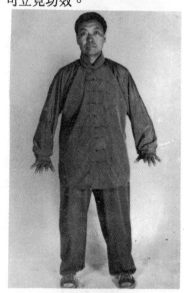

圖 264　　　　　　　　　　圖 265

(5) 巽樁

　　巽，卦象為☴。巽下斷，為風，方位東南，五行屬木，人體對應竅位是玉枕。其演練方法為：兩腳自然站立，鬆肩、墜肘，兩手自動抬起，意想兩手心如按水中浮球（圖267），保

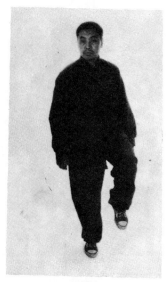
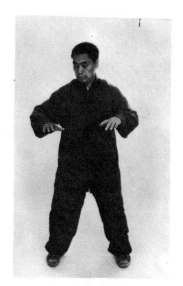

圖266　　　　　　　　　　圖267

持手不離球，球不離手。同時意想兩足一一抬起，好似身入太空，腳底踏上雲端。然後再想手一離球，球一離手，身體從太空中落回地面，兩足踏實（圖268）。反覆做9次。然後兩臂自然下落，兩手心貼大腿兩側，收功（圖269）。

　　巽樁之用法是：意想兩足離開地面，腳踩祥雲而升入太空，此時若對方撲在我身上，便會立即摔倒或被甩出很遠。

　　上述震、巽二卦合之稱為「雷風恆」、「風雷益」。此二樁對肝病頗有療效。肝為風木之臟，內臟相火，其性易動，又喜舒暢條達，部位在肋，開竅於目，主宰於筋，其病多為風火、氣鬱之症，所以治療肝病必以舒暢條達氣機為要。

　　(6)　離樁

　　離，卦象為☲。離中虛，方位正南，五行屬火，人體對應竅位是天目穴（也稱天谷穴或雲觀穴）。在氣功中，稱之為上

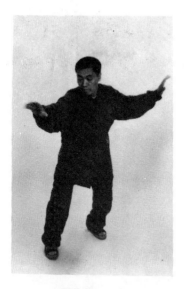 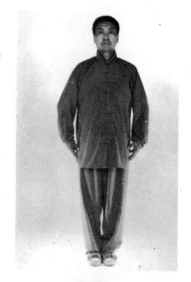

圖268　　　　　　　　　圖269

丹田，是藏神之所。演練此樁對於養心安神，作用很大，對於
患有高血壓、低血壓、神經衰弱等症者均有很好療效。

其演練法為：兩腳前後站立或平行站立，與肩同寬。兩臂
抬起環抱於胸前，兩手中指指尖互相接觸之後，兩臂內旋，轉
成手心朝外，兩手虎口朝下，眼神注視手指相觸的縫隙處，而
意念在手心（圖270）。隨之脊背向後撐勁，意念注於背之夾
脊穴，而兩手心則自然向前撐勁。如此反覆9次即可收功。

收功之法是兩手分向左右，兩臂自然落下，並使兩手心先
向地，後使兩手移至身前，以手中指指尖相互接觸手心向上
（圖271）。此時意想兩手的指縫處似有牛毛細雨不住地往下
流，亦會感到全身舒服、涼快，然後再意想雨停，手自落下，
此即為收功。

離樁之用法是以兩手心接觸對方前胸，意想脊背（即夾脊

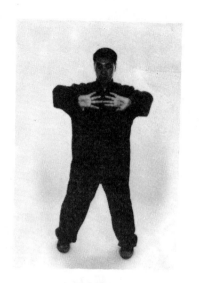 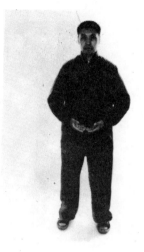

圖270　　　　　　　　　　圖271

穴），眼神注視前方。此時全身便會產生一種向前衝撞之勁，
此勁一觸對方，對方即被衝出很遠或被撞倒。

(7) 坤樁

坤，卦象為☷。坤六斷，方位西南，五行屬土，竅位在人
體中丹田。因而練功之時，意守丹田，以意引氣由丹田經兩肋
上達性宮，以土生金，可補肺經之氣。

其演練法為：兩腳開立與肩同寬，兩手自然抬起與肩同高
（圖272）。然後想兩眼瞳仁相合，兩手腕、兩腳腕有似斷之
感（圖273）。繼之意想兩腎相合，兩肘兩膝有斷癱之感（圖
274）。繼之再想兩睪丸相合（女性想兩乳房相合），感到兩
肩兩胯互相吸引收縮，全身癱軟如泥（圖275）。然後再想復
原，方法是先想兩睪丸分開，兩胯兩肩膨脹有力；想兩腎分開
，兩肘兩膝膨脹有力；想兩眼球分開，兩手腕、腳腕膨脹有力

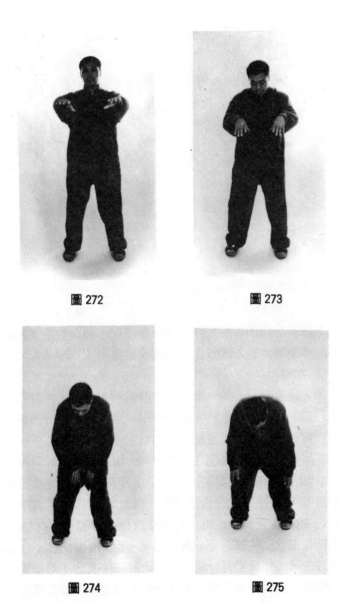

圖 272

圖 273

圖 274

圖 275

。身體恢復原狀。如此反覆練習9次即可收功。收功之法是以意念想像身子似從水中鑽出，先露頭，再出臉，最後露出臍。一當感覺消失即是收功。坤椿卦也稱「六球功法」（「六球」指兩眼球、兩腎、兩睾丸），練武者必須懂得「三節」、「四梢」和「六球」之理之法演練才能得當，進步才會迅速。

「坤椿」之技擊用法是對方用實力按到我身，我意想身之「六球」，一合之際，身若攤泥，使彼落空，失去重心，或被摔倒。有如「樹倒藤夢死」之理。如欲進擊對方，則一想「六球」分開，身手前擊，則立見功效。

(8) 兌椿

兌，卦象為☱，方位正西，五行屬金，人體對應竅位是兩乳中間的膻中穴。常練此椿，可通宣理肺，對支氣管疾病、肺病具有良好療效；其次可用肺經之氣，來補腎經之氣，以金生水，亦能強健身心。

其演練方法為：隨意站立，兩臂抬起，高與肩平，兩手心左右相對，兩手虎口朝天，並依次想右肩井、右曲池、右勞宮，再往回存想右勞宮、右曲池、右肩井（圖276）；然後再轉到左面，存想左肩井、左曲池、左勞宮，之後又再逐一往回想（圖277）。在走這些穴位的時候，意想在它們之上二十公分處，有一股氣流，在不停地流動。用這樣的意念左右往復不停地想像，9遍即可收功。

收功之法：是用意使兩臂慢慢地分向左右，分至兩臂成一平直線（圖278）時，再自然落下。隨後再使兩手手心向上，中指指尖相觸，意想兩手的指縫當中有水在不停地流動（圖279）。待此感覺消失後兩手自然下落至原處（即身之兩側），所謂漏盡則收，即此意也。

兌椿用法，是當對方用實力欲托起我臂時，我即用意一想

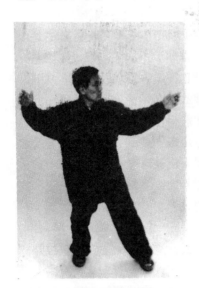

圖 276

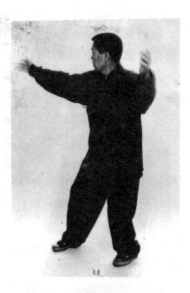

圖 277

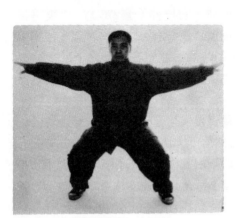

圖 278

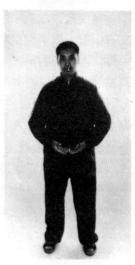

圖279

被托之臂上邊二十公分處似有氣體流動，並在不停上升，這樣
對方身體即不由自主地騰空拔起，失去重心，站立不穩。此時
發招，一發必中。

　　熟練以上八樁，對促進人身的健康，能起到極為良好的作
用。它能使弱者變強，病者復康；同時，能使暴躁之人的性格
得到改變。

7. 三才通透顯奇觀（三才通透法）

　　本功法是在氣功鍛鍊有素的基礎上，進一步挖掘人體內部
潛能，鍛鍊「六神通」（即天眼通，能看常人看不到的東西，
能透視人體內臟和物體；天耳通，能聽到常人聽不到的聲音，
就是遠處微弱的聲音也能聽到；神足通，四肢靈活手足輕靈，
身體輕浮，走路快捷；他心通，有常人所沒有的靈感，比他人
更有先知先覺；宿命通，能感知過去的事情，能推測未來；漏
盡通，練功高度入靜後，可達到清淨無為，恬淡虛無，甚至忘
我空無之境界，精、氣、神不漏），縱觀宇宙玄機，探求天、
地、人「三才」（天之「三才」日、月、星；地之「三才」水
、火、風；人之「三才」精、氣、神）之奧妙，達到天人合一
的高級功法。

　　無氣功基礎者也可練習，只是初期不要用任何意念，只要
按動作路線要求，鬆靜自然地反覆練習，一年以後有了一定功
力，再逐步增加意念。如果加入意念之後，有頭部不適的感覺
，即應放掉意念，說明功法「火候」不到，或是意念過重。意
念過重為「武火」，本功法雖然式式都有意念要求，但不強調
用「武火」，只強調每式之前用意念輸入大腦一個信息，讓其
自然反饋。

　　本功法可有效提高身體之柔韌度和彈性力，可有效增長自

身的內力和外力，可有效提高意念的穿透力──久練可用意念阻止他人經絡氣血之正常運行，達到克敵制勝之目的；亦可用意念之穿透力，疏通自己或他人之經絡血脈達到不用針藥只用意念，即可及時有效地為人治病之目的。熟練此功法亦可用遙感法為人治療疾病。

具體功法：

⑴ 預備式

兩腿自然站立，周身骨節一節一節全部拉開放鬆。先從兩手指關節開始依次向上節節拉開放鬆；再從兩腳趾關節開始依次向上節節拉開放鬆，最後從尾椎開始依次向上節節拉開放鬆。鬆到頸椎後，兩眼向前遠方平視，下頜微收，頭向上虛靈頂勁，整個頸椎亦全部拉開放鬆，同時用意念想像自己頭頂天，腳踩地，氣意充滿寰宇（圖280）。

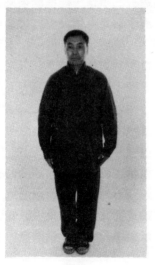
圖280

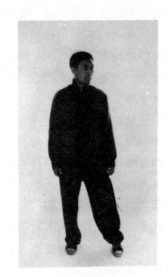
圖281

(2) 起式

接上式，兩眼向右前遠方看，重心偏向右腳；再兩眼從右前方向左前方環看，重心完全移於右腳。然後左腳向左橫跨一步，與肩同寬。跨步時如履薄冰，從足大趾開始到足小趾、足前掌、足後跟依次落地，重心移於兩腿中間，兩眼目光回到正前方（圖281、282）。兩腳十趾抓地，足心含空，沈肩墜肘，虛腋含胸，下頜微收，舌舔上膛，溜臀吸肛，鬆襠收腹，虛靈頂勁，目平視遠方。

(3) 尋香聚益

意想周身毛孔張開，兩臂以兩小指做引導，向胸前輕輕抬起，身如浮水（圖283）。在兩手腕與肩同高時，再以兩手小指做引導，手心翻轉向上，向兩側斜上方運動，臂不可伸直，有從內向外膨脹之意（圖284）。然後，向胸前合抱（圖285）。兩手不停，向下輕按，如水中按球（圖286）。兩手與肚臍平齊時，手心向內轉，兩手掌輕輕貼在肚臍兩側，兩肘輕輕貼在身體兩側軟肋處（圖287）。在整個運動過程中，要意想是在兩臂引導下，全身各汗毛孔在用心尋找宇宙中芳香有益的物質，和對人體最有益的信息，隨著姿勢的變化，過濾、濃縮、匯聚丹田。人身的五臟之氣也隨之聚合到一起，好比主人迎接客人；也可以想像請來的都是天外來客，由五臟之氣陪同在丹田內交流宇宙及各天體之信息。這時你會感到情趣盎然，丹田充實圓滿，熱流蕩漾全身，精神煥發，體內產生一種強大的發動力，周身內外虛靈剔透。（注意整個運動過程都要做到連續緩慢，聚精會神，不可草率、散亂。）此式可提高自身局部反射神經之靈敏度，提高太極推手之聽勁能力，更可開通內外提高皮毛呼吸的能力，有效地排除體內病氣，吸收宇宙能量信息，治病健身和開發人體潛能。

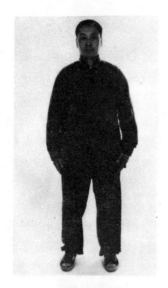

圖 282

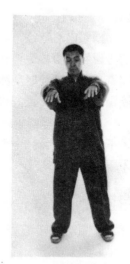

圖 283

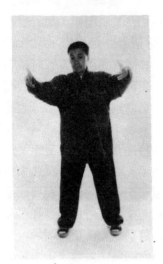

圖 284

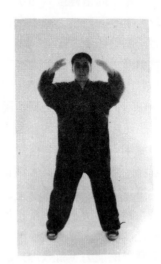

圖 285

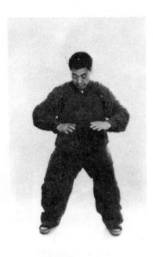

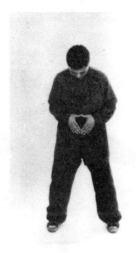

圖286　　　　　　　　　　　圖287

(4) 深宮探寶

上勢不停，身體下蹲，兩臂隨之向前方伸探，掌心向下，向兩側划圓（圖288）。意想整個身體在兩手的引導下，如同探測儀器，向地球深處或大海深處尋珍探寶。意念要圓、遠、深。此式可滋陰降火，療除心腦血管疾病，神經衰弱，心煩易躁，亦可開發透視物體功能。

(5) 海底神威

接上勢，意想自己是孫悟空從海底深處發現一根無比沈重的「定海神針」（此物橫臥海底），內心無比興奮，於是想像兩手掌心向前從身體兩側向下插入海底（圖289），手心朝上把海底神針托出水面，定眼一看巨大的「定海神針」已由大變小，變成「如意金箍棒」，但是仍然很沈重。此時兩手由托變握（圖290），意想雙手平端「金箍棒」在身體左右反覆試力

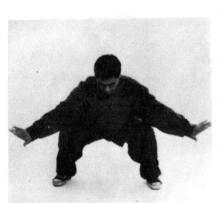

圖 288

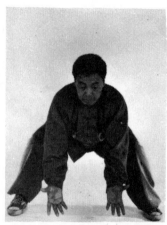

圖 289

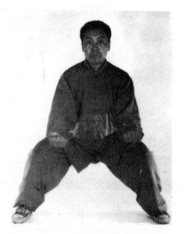

圖 290

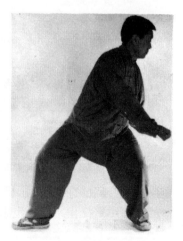

圖 291

（圖291、292），覺得自己力大無比。試力時是先向左後極力轉腰，受力之腳不動，兩手與胯平，兩膝盡量下蹲，受力腿之胯部盡量向外扭與膝關節前後對正，重心完全落於受力之腿，不受力之腿乘勢足尖外撇。定勢以後，以腰帶手原地平圓左右各旋轉三圈，再換另一側練習。此式可有效提高腰腿功力，治療腰腿疾患，開發人體之意念搬運功能。

(6) 繁星滿天

在上述意念和動作完成後，兩手想像托握「金箍棒」停於兩膝上方，然後雙手用力向天上拋出，以棒擊天。拋擲時兩腿乘勢直立，兩足跟提起，以助其力。然後足跟落地，兩手姿勢不變，稍停，頭向上仰，兩眼向空中觀看「如意金箍棒」與天體撞擊的壯觀景象（圖293）。然後想像是聽到電閃雷鳴般的巨響，想像「如意金箍棒」被天體撞得粉碎，隨之變成了滿天

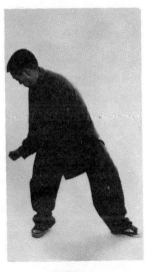

圖 292

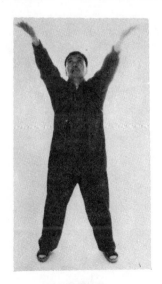

圖 293

的繁星，閃閃發光。

(7) 穹空奧妙

意想看著滿天閃爍的繁星，心裡產生了一種奇妙感，已把「金箍棒」撞天一事忘得一乾二淨。在好奇心驅使下，要認真探測一下各天體之間及其內部的奧妙，於是想像兩手掌變成了一對「天文望遠鏡」，調整鏡頭對天空進行探測。

第一，先由兩側向中間探測。即以兩手腕為軸心，兩手手指向內旋轉，邊轉邊向頭上方靠攏，至兩手背斜對兩太陽穴，距離約三十公分時止（圖294）。在整個運動過程中，都要有專心探測天體奧妙之神意，做以下動作時（第二至第八）亦然。

第二，向左上方探測。兩手姿勢不變，頭、腰極力向左後方旋轉，兩手從前上方，隨身勢向左上方，一路不停地探測（圖295）。

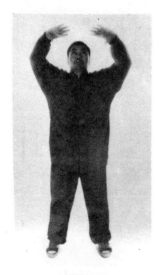 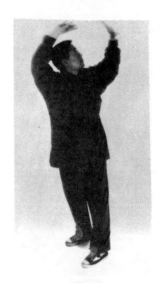

圖 294　　　　　　　　　圖 295

　　第三，向右上方探測。兩手姿勢不變，身體從左經前向右極力扭轉，兩手也隨之從左上方開始向右上方一路不停地探測（圖296）。

　　第四，向身後探測。兩手姿勢不變，身體從右轉到正前方，向後盡力窩腰，兩手從前上方盡力向身後下方一路不停地探測（圖297）。

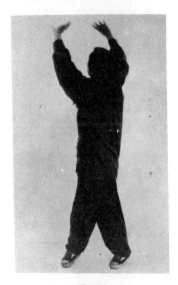
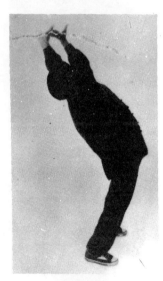

圖 296　　　　　　　　　　圖 297

　　第五，向身體前下方探測。兩手姿勢不變，直腰後向前俯身，兩手從後下方向前下方一路不停地探測（圖298）。

　　第六，單手向右脇後方探測。起身後雙手回到頭上方（圖299），然後右手姿勢不變，左手從右上方向右脇後方一路不停地探測，身體隨之右轉，頭盡量向右轉，眼隨左手勢向右脇後方看（圖300）。

　　第七，單手向左肩後上方探測。兩手姿勢不變，身體極力

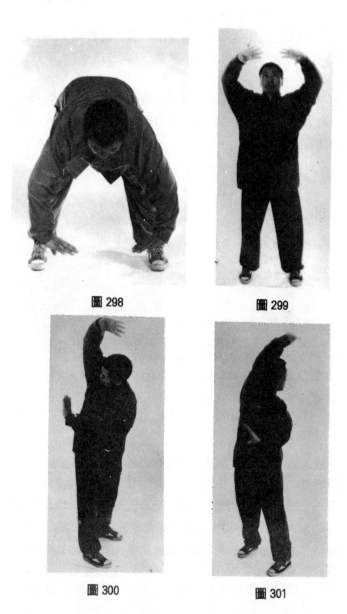

圖 298

圖 299

圖 300

圖 301

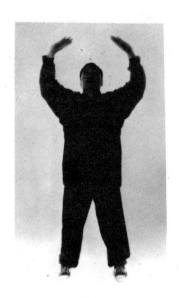

圖302

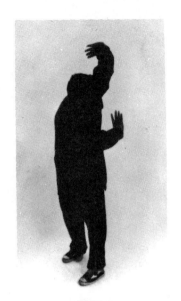

圖303

左轉。右手從右上方隨轉身體路線向左肩上後方一路不停地探
測（圖301）。

　　第八，單手向左脇後方探測。右手姿勢不變，身體由左回
轉到正前方，左手乘身體回轉之勢從右脇下，移至原來位置
（圖302）。然後身體左轉，右手向左脇後方一路不停地探測
（圖303）。

　　第九，單手向右肩後上方探測。姿勢、路線神意要求與第
七相同，唯方向相反（圖304）。

　　(8) 乾坤鼓蕩

　　接前式，身體回轉面向正前方，右手隨轉體之勢從左脇下
回到原位（圖305）。然後兩手平行下移至胸前，中指相接，
手心朝外，先想夾脊，兩手心自然產生一股向外撐的力量，有
把宇宙撐凸之感；然後再想膻中穴，兩手手背自然向後縮移，

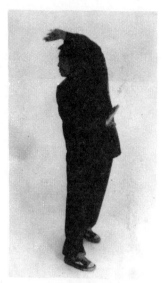

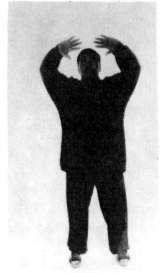

圖 304　　　　　　　　　　圖 305

有使宇宙收縮變癟之感。兩手背也隨之前後平行移動，反覆練
習三次（圖306）。上述兩式可疏通周身經絡，療除百病，特
別對提高性功能，治療肝腎心肺之疾患極為有效。同時可增強
腰腿胸背部韌帶之彈性，提高技擊之靈活性，可開發人體遙視
潛能。

　⑼ 直摩內臟

　　上式不停，兩手心翻轉向內由胸至腹下平行移動（圖307）
，移至恥骨上緣時兩手心翻轉向外，手背緊貼兩大腿根部（圖
308），意想兩手已伸至脊背和臟腑之間，兩手掌從下向上用
意念揉摩臟腑的背面。腰背要儘量向後弓，有離開內臟之意；
兩手心盡量向外翻，有托起內腑於體外之意。兩手小指接近鎖
骨時（圖309），再按原路線下移，並意想以兩手掌向下從背
面疏理臟腑。兩手姿勢不變，手心仍向外，兩手背復移到大腿

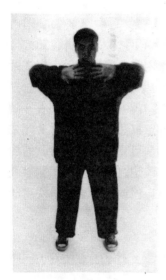

圖 306

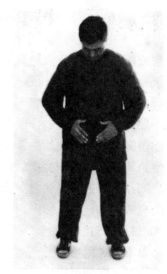

圖 307

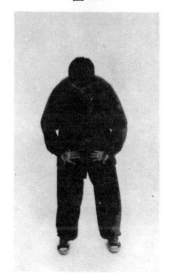

圖 308

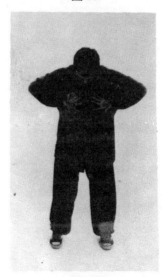

圖 309

根部後（圖310），再如是反覆練習三次。再翻掌使手心向內（圖311），由腹至胸向上平行移動。兩手掌距離胸腹20公分，意想把兩手伸到肚皮以內直接揉摩內臟。摩到兩手大指接近鎖骨後（圖312），再按原路線下移，意想以兩手掌在前面向下疏理內臟。兩手姿勢不變，手心仍向內。反覆練習三次。兩手上下運動時，要注意動作緩慢，神意專注，意氣深透。此式對解除內臟各種原因引起的疼痛或不適可立見功效，對疏通內臟的經絡氣血，療除內臟疾患有極為理想之效果，並可開發人體意念的穿透和透視人體之潛能，為自己或他人治療時採用此法最為有效。

⑽ **超凡入聖**

上動不停，兩手平行至兩乳上方時，翻掌手心朝外，同時兩手背相貼，向前遠穿伸，意想兩手用力穿透天邊（圖313）。

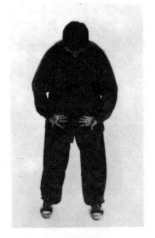

圖310

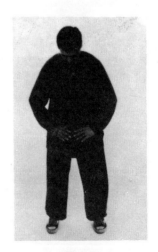

圖311

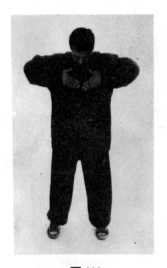
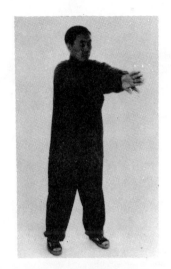

圖312　　　　　　　　　　　　圖313

然後用力向兩邊扒天，想像天邊扒開一個大口子，成了天門，跟前豁然開朗，有如又見到一個新天地，比自己所在的天地要好。於是兩手繼續向兩側分撥，水平分展手心向後，天門開得越來越大，自己身體隨之向前傾或向前走動，意想從天門中擠了出去，如同胎兒離開母體，小雞離開蛋殼（圖314）。此式可有效提高臂力，並療除心肺疾患。

⑪ **指天劃地**

上式不停，兩手掌原地翻轉，手心向前，大指指天，小指指地，意想大指、小指和中指成等邊三角形（圖315）。稍停，兩手大拇指分別和其餘四指由小指到食指，再由食指到小指依次反覆虛接（觸摸）一次（圖316）。然後再向後翻掌，小指指天，大指指地，想一下大小中手三指成等邊三角形（圖317）。然後拇指再分別與其餘四指往返虛接一次（圖318）。如

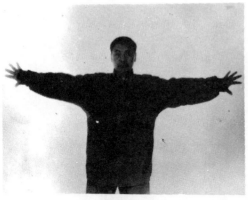

圖 314

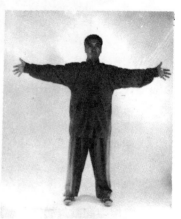

圖 315

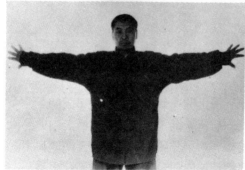

圖 316

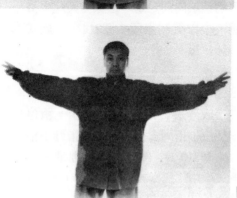

圖 317

此向前共重複練習三次。此式可健脾養胃，增強食慾，對治療胃病和預防治療消化道癌症有一定療效，並可溝通陰陽調和諸經，促進人體內部潛能的開發。

(12)　**鷹擊長空**

接上式，兩手心轉向下，想像自己腹部是一個氣胎，肚臍是氣門嘴，氣門嘴緩緩放氣，身體隨意向一側傾斜，兩臂平直。下手手指對準足三里穴，手指指地，上手手指指天，採宇宙之氣，灌注三里穴（圖319）。三里穴一有感覺，即想像肚臍開始進氣，氣隨進身體也隨之長起復原。左右各練習三次，動作要求相同。此式可平和氣血，治療高血壓，健脾養胃，治療胃病，可促進人體內部潛能的開發。

(13)　**鵬程萬里**

接上勢，兩臂放鬆，由肩而肘而手反覆做緩慢有力的蠕動

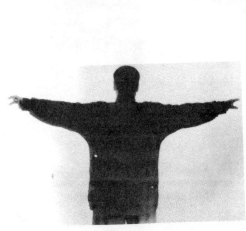

圖 318

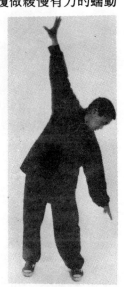

圖 319

，如同大鵬鳥上下搧動翅膀，做長途飛行，兩腳也如同凌空而起（也可隨之行走）（圖320）。久練此式，兩臂確有翅形氣場，身有懸飛之感，可療五臟各種疾患，可增大臂力。此式可治療肩肘疾患，亦可開發人體向上騰躍之潛能。

⒁ 遁地銷形

接上式，兩臂下落，兩腿下蹲，縮頸藏頭，兩手抱膝，身體盡量縮小，意想自己已鑽入地下，在地面上已無形無影（圖321）」此式可治療人體陰虛內熱之病，鍛鍊「縮小綿軟巧」之能力，開發人體透視潛能。

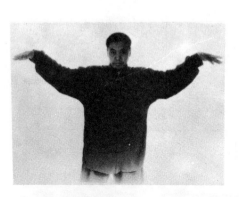

圖 320

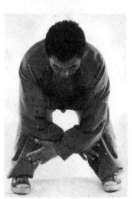

圖 321

⒂ 畫地成河

接上式，兩手在膝前分別向後，向上畫弧（圖322），至肩關節到極限，頭向膝靠攏，兩手心盡量向地（圖323）。然後兩臂曲折，兩手背緊貼腰背上，用力挺胸抬頭望天（圖324）

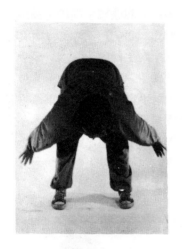

圖 322

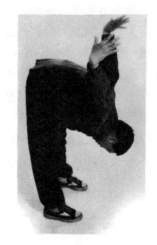

圖 323

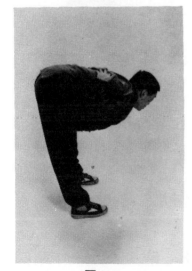

圖 324

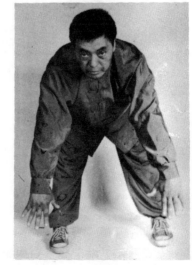

圖 325

。稍停後感到心胸極為舒暢，再按原路返回，以腰帶背臂，以手背向前上方悠盪，想像兩手背如巨大的機械手向地之深處，向前遠方破土開溝，開得越深越好（圖325）。然後隨兩臂悠盪之勢，翻掌手心向上，以腰帶臂，兩手背向後悠盪，兩手背再按原路向地下深處畫弧，至肩關節到極限（圖326）。再以腰帶臂，抬頭，兩手掌向前悠盪，兩手再按原路向地下深處畫弧，身體直立，兩手心向上，臂與肩平（圖327）。雙手在上述反覆悠盪畫弧的過程中，都要想像雙手經過之路線，已變成了深溝大河。此式可大壯元氣增強魄力，開發人體意念搬運之潛能。

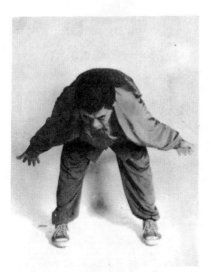

圖326

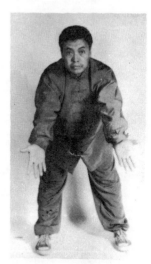

圖327

(16) 明星高照

　　上式不停，兩手向上向內畫弧，手心與肩井穴上下對正（圖328）。這時意想兩手勞宮穴變成兩顆明亮的星星，照得

自己通體透明。繼之兩肘上抬，鬆腕，手指下垂，兩手心從兩腋下開始，沿兩肋向下移動照射（圖329），兩腿也隨之下蹲。當兩手心下移照射到兩腳外踝骨時（圖330），兩腿再慢慢直立起身，兩手隨之轉到腳後，從兩腳足跟開始沿兩腿後側向上照射（圖331），經臀部、背部照兩腎（圖332）再回到兩腋下（圖333）。此式可疏通人體奇經八脈，溫陽散寒，調和氣血，平衡陰陽，開發透視人體的潛能。

⒄ 雙龍吸水

上式不停，兩手十指撮攏，抵住腋窩的極泉穴，以兩肩為軸前後盡興反覆搖轉，深吸氣，想像自己的兩手如同兩條龍的嘴，分別從兩極泉穴攪動吸水（圖334）。此式可防治肩關節疾患，提高肩關節的靈敏度，可調坎填離、增大肺呼吸量，可使人感到意充寰宇，氣勢無比，可增強人體魄力，對治療陰虛

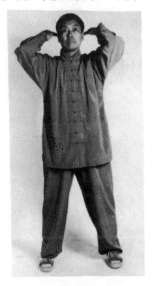

圖328

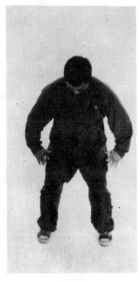

圖329

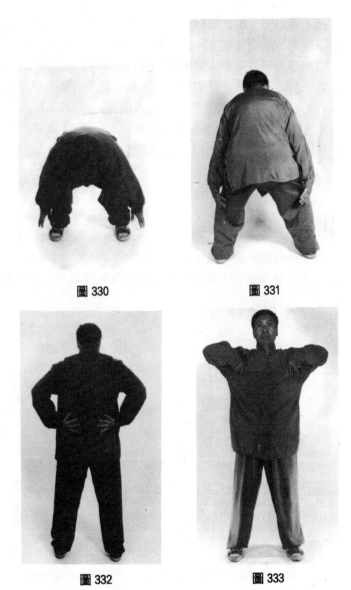

圖 330　　　　　　圖 331

圖 332　　　　　　圖 333

內熱之病、對肝病心臟病有較好療效。

⒅ 電閃雷鳴

上式不停，兩手背貼身向後移動，至兩手中指相接（圖335）；用意念想像兩手指如同兩根電極，一當接觸就將產生電閃般的光芒，雷鳴般的聲響。此式功效與上相同，同時可開發人的聽覺潛能。

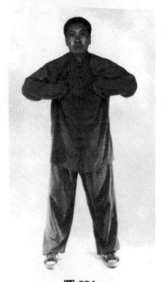

圖 334

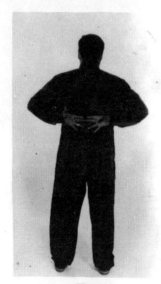

圖 335

⒆ 拔地而起

接上勢，兩腿下蹲，兩手背貼身隨著下移，經腰、臀後側，在兩足跟上方，向兩腿內側滑動（圖336）。當兩手之外勞宮穴對準三陰交穴時，手背緊緊向三陰交穴處貼靠並用力向外拔（圖337）；然後原地翻掌，用內勞宮穴對準三陰交穴，五指收攏，反握兩腿腕，用全身之力向上拔（圖338），用意念想像兩手能把自己兩腳拔離地面。如此反覆練習三次。此式可

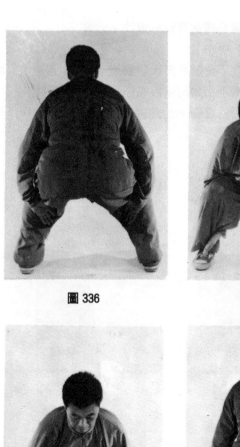

圖 336

圖 337

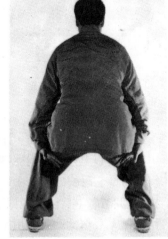

圖 338

圖 339

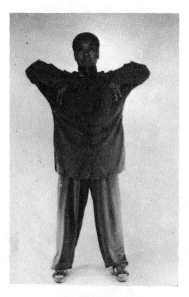

圖 340　　　　　　　　　圖 341

增長氣力，有助於打開天目。

　⒇ **海枯石爛**

　　接上式，兩手鬆開腿腕，徐徐起身（圖339）。兩手背隨之貼身按原路線返回腋下（圖340）。由腋下再回至兩肩井穴，深吸氣，全身上提，足跟離地（圖341）。然後全身鬆沈，足跟用力頓地，兩手背同時用力向前下方摔出，同時鼻孔用力向外噴氣（圖342）。然後再深吸氣，隨之兩手分別向身體兩側、向上畫弧，足跟提起，至兩手與肩同寬時，兩手心翻轉向前（圖343）。同時周身鬆沈，足跟頓地，兩手掌同時同力，向前下方拍擊，鼻孔同時用力噴氣（圖344）。在兩手背手心先後兩次向地上摔拍時均要意想自己面前是大海，兩手下去可把海水打乾，把水下的礁石打爛。此式可提神益智，強健體魄，排憂解鬱，療除諸疾，開發人體內氣聚發穿透擊毀之潛能。

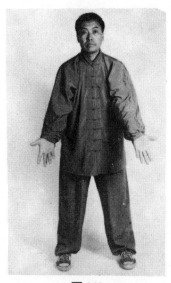

圖 342

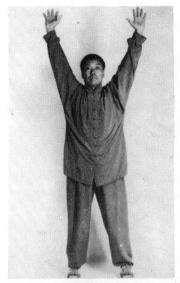

圖 343

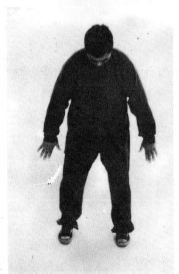

圖 344

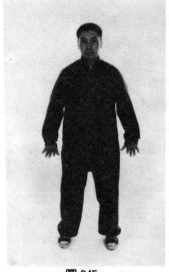

圖 345

⑵1 千鈞爭力

兩手承前向下拍擊之勢，向後向下沈拉至兩手與兩胯平行時停住，用力向下坐掌根，向上翹手指（圖345）。一坐一翹為一次，共做45次。然後雙手大指內扣，四指在外握拳（圖346）。用力一握一鬆為一次，共做9次。然後兩手直線上提，提至章門穴，手背轉向內做鬆握拇指之勢，再做9次（圖347）。然後再提至兩肩和兩肘關節到極限。然後原地轉腕，兩拳面對向肋部，繼之儘量曲肘勾腕，拳面向上移動對準極泉穴，再鬆握雙拳9次（圖348）。然後兩肘向內向下向前向上移動，至拳面和兩肩井穴上下對正時，再鬆握雙拳9次（圖349）。然後兩肘外展，拳面對準兩耳，虎口朝下，再鬆握雙拳9次（圖350）。以上兩拳在五種形勢下共鬆握45次。此式可療除諸經疾患，可迅速增強兩臂之力。

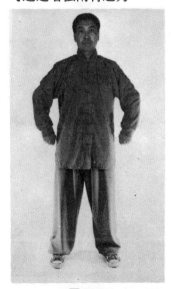

圖346

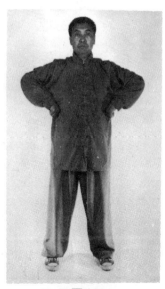

圖347

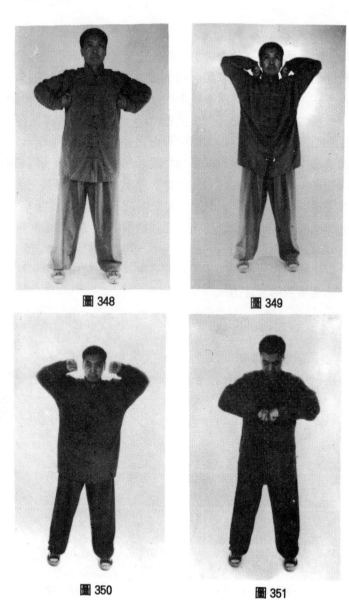

圖 348　　　　　　　圖 349

圖 350　　　　　　　圖 351

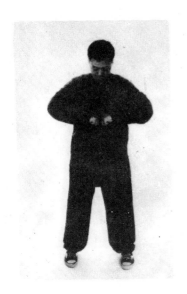

圖 352　　　　　　　　　　　　圖 353

⑵ 八邪揉撞

接上式，兩拳面向胸前合靠，以兩手四指根節之骨尖，互相交錯抵住骨尖凹陷部的八邪穴，互相頂揉45次（圖351），然後互相振撞45次（圖352）。此式可療頭、頸、咽、目、齒、手和煩熱等疾患，可增大力氣。

⑵ 十宣虛接

接上式，兩拳心翻轉向上，兩臂向前舒伸，兩手掌外側相接，兩手十指展開，如捧物狀（圖353）。然後兩掌相合，拉至胸前，兩掌直豎（圖354）繼之兩手掌心外拱，兩手十指虛虛相接。然後以意念指導，從兩大指到兩小指依次遞想，虛虛接觸，再迅速離開，再虛接再分開（圖355）。

反覆想像二～三次後，身體即難以控制，此時會有雙手觸電，手身驟動，丹田氣沖，連連發聲之現象出現。十宣穴乃經

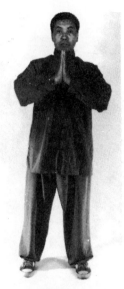
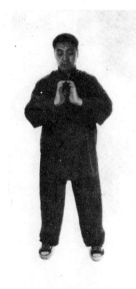

圖354 圖355

外奇穴，位於十指端，練此式可治療高血壓、胃腸、咽喉等諸
般疾患，亦可調動體內真原之氣衝擊病灶激發體內潛能。

⑷ 三環套月

意想收式，兩手垂直下移，移到兩手大指與鳩尾穴相平時
，掌心向下，兩手小指、無名指分開，兩手大指、食指仍相接
，相對成圓為第一環，兩中指仍相接為第二環，套在肚臍上為
第三環（圖356）。

⑵⑸ 原氣歸真

接上式，兩肘向兩側軟肋靠攏，意想心肝脾肺腎五臟之氣
全部歸於丹田（圖357）。三息之後，兩手漸置於身體兩側，
然後做高抬腿緩步運動，收功（圖358、359、360、361）。

上述兩式均為收式動作，不可草率從事，否則如同有種無
收，或有耗無補，久之會造成虛火上升、陰陽不平，不僅會影

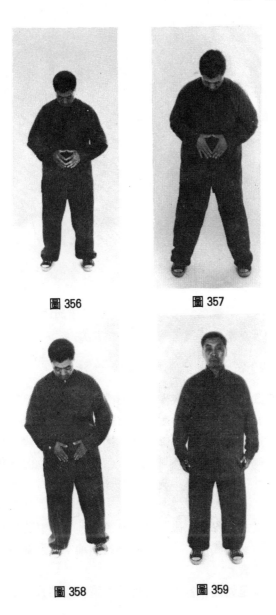

圖 356　　　　圖 357

圖 358　　　　圖 359

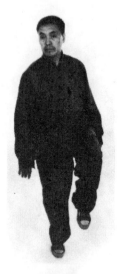 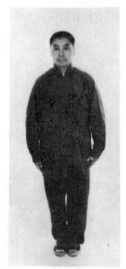

圖 360　　　　　　　　　圖 361

響功效，且易產生不適之感，於身體無益。

8.萬法歸宗道仙全（陰陽合一法）

中華武術，雖門派衆多，但都講究「四擊」（打、踢、摔、拿）、「八法」（手、眼、身法、步；精神、氣、力、功）、「十二形」（動如濤、靜如岳、起如猿、落如鵲、站如松、立如鶴、轉如輪、折如弓、輕如葉、重如鐵、快如風、慢如鷹）。故曰：「天下武術是一家」。若從不同點而言，則又可分為「內、外」兩家：內家以意氣為主，外形從之；外家以外形為主，內氣從之。內家重修「精、氣、神」，外家苦練「形、速、質」。內家屬武當，首推太極拳為領袖；外家屬少林，當舉少林拳為代表。

氣功也是如此。各派氣功幾乎都講究「懲忿窒慾」、鬆靜

意守、「克己復禮」。故曰：「儒、釋、道三敎同源。」若從不同點而言，則又不出「動、靜」二字。動者以形引氣，形氣相依，動中求靜，是謂動氣功。靜者或臥、或坐、或立，姿勢穩定，意念專一，外靜內動，是謂靜氣功。靜氣功中，有練點的（如意守丹田等），有練線的（如運行大、小周天等），有練混元的（處處無法，處處法），有練交叉的（如走毛孔之氣等），種種不一。

武術、氣功雖千般萬種，卻均未出「陰陽」二字。外為陽、內為陰，動為陽、靜為陰、剛為陽、柔為陰，疾為陽、緩為陰——陰中又有陰中之陽和陰中之陰，陽中亦有陽中之陽和陽中之陰。陰不離陽，陽不離陰。老子說：「萬物負陰而抱陽。」世界的一切事物都是由陰陽構成的，武術、氣功亦然。所以，氣功文獻雖浩如煙海卻總不出陰陽二字。

≪易≫曰：「一陰一陽謂之道。」道是一切事物陰陽變化的規律，陰陽乃萬法之宗。

我們在生活和修練中，要隨時注意掌握陰陽平衡。七情六慾不使太過，則百病不生；工作、學習、為人處事注意掌握平衡，勞逸結合，親疏有度，則萬事順達。

技擊中的虛實也是陰陽，虛實得當，在技擊中便能得機得勢。故陰陽虛實乃克敵制勝之要道。在技擊中，見入則開為虛，遇入則合為實。虛為內意，在於引進落實；剛是外現，在於合力發人。與人交手遇虛則入是為以實對虛、以剛剋柔之法。但入時要實中上虛，以防對方虛中有實。接手過招，避實就虛，借力發人，是爲以虛對實、以柔剋剛之法。但避實時要防對方實中有虛。虛實之變化全在心意，而不在外形。陰陽虛實之法。以太極為最高。太極功夫高深者，陰陽虛實變化莫測，純任自然，毫無勉強之意。彼動我隨，如影隨形，如己照鏡，無

所謂招法，無所謂疾緩，無所謂剛柔。彼剛我柔，彼柔我剛，彼來我往。「剛在先兮柔後藏，柔在先兮剛後張，剛柔相濟是所長。」行功、比手只求自己中正安舒、平衡、穩定，使自己對待無病，身如九曲之軸，八方來力均可旋轉自如。

　　以上為「陰陽合一之法」的精要，習者不可不詳。

　　本功法是「八卦三合功」的最後一段功法。習者經過前面七段功法的修練，已使自身內外、上下、前後、左右四面八方都得到了舒展、濡養、按摩、振盪、柔轉、擊打、發力、瞑想等氣、意、力的全面鍛鍊，一般均可達到椿基穩定、舉動合度、發力得法、層層鬆透、氣充神足、勁圓意滿的境界。在此基礎上，再進行本功法的修練，則是由博返約，由繁到簡，由循規蹈矩到脫矩返純，進而達到「陰陽合一法自然，萬法歸宗道仙全」的更高境界。

　　「陰陽之法法更奇，奇中之奇意無意。後天苦練先天返，反反覆覆得真諦。」本功法深得武術、氣功之精髓，使武術、氣功、健身、挖潛高度結合，是「陰陽合一，後天返先天」的功法。它不再強調任何姿勢和意念，只強調練功時陰陽合一，著意丹田，順其自然。其表現特點為：一神貫六合，一氣支百體，一意生百家，一動化乾坤。

　　「一神貫六合」的含意是，不再刻意追求太極拳、八卦掌等拳法要求的肩與胯合、肘與膝合、手與足合的外三合，和心與意合、意與氣合、氣與力合的內三合，而是全以精神貫穿，做到神行體隨無處不合。

　　「一氣支萬變」的含意是，四肢百骸的一切外形動作，全係內氣自然流動之表現，心意也不再起主要的支配作用。

　　「一意生百家」的含意是，功法熟練後，信息反饋極其靈敏，凡是練過的拳術、散手、功法、器械、舞蹈，甚至自己根

本沒學過，而只是看到別人演練過的，只要稍一著意，就會很快似像而非像地表現出來。

「一動化乾坤」的含意是，每一舉動都能產生「陰陽相合」、「三才」（天、地、人）相繫、形鬆氣充、意滿寰宇的感覺，都能體現出無我無他、忘其有己、天人合一、氣魄無比的精神氣質。

本功法如果作為獨立功法教授或練習，其方法可以分為四個階段。

第一階段是醒練去雜、規範程序階段。「八卦三合功」前七段功法，就是在醒覺狀態下進行規範程序的過程。習者如果不練「八卦三合功」，也可以把自己喜愛的別的拳術或功法做為規範程序的手段。總之，是在醒覺狀態下，按武術或舞蹈的要求，對形體和外手動作進行科學的規範化的訓練，使之陰陽合度。去掉後天的未經過規範訓練的肢體的某些不科學、不規範、不全面、不優美的習慣動作，如同去掉田間的雜草一樣。去雜的過程就等於按武術或舞蹈規範給計算機編制程序。這個階段主要目的是使肢體的一切動作達到肩與胯合、肘與膝合、手與足合的外三合的基本要求。

第二階段是想而不做、氣動身隨的階段。這階段是在第一階段的基礎上，進行回憶想像練習，進而達到肢體一切動作的內三合，即心與意合、意與氣合、氣與力合。其方法是：根據自己打算回憶想像的內容，選擇起式動作做為樁法，進行該套路或散手或舞蹈的想像練習。

如欲用氣功演練太極拳，則可以取無極式樁法（圖362）；如欲用氣功演練八卦轉掌，則可取轉掌式樁法（圖363）；如欲演練形意拳或八卦掌六四拳法，則可以取老僧托缽式（圖364）；如欲演練養生功法，則可以取三圓式樁法（圖365），

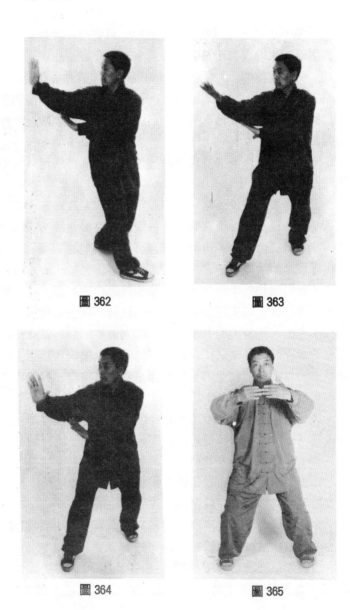

圖 362

圖 363

圖 364

圖 365

等等。樁式站好後，兩眼微閉如垂簾，目視鼻端或前手食指，意守丹田，然後進行回憶和想像練習，回憶想像自己想練的拳術或散手，功法或舞蹈的動作、姿勢、形象。

一招一式地反覆回憶想像，有氣功基礎或元氣充足者想著想著，丹田內就會產生一種難以抑制的力量，推動自己去練所想像的動作和套路（無氣功基礎或元氣不足者需要有一個養氣的過程）。一動起來就停止想像，只意守丹田，順其自然。如欲停止練功，則可借收式之動作，下意識地想一下「收功收功」或由老師或旁人在一旁以輕柔的口氣令其「收功收功」即可慢慢地停下來。然後睜開眼睛，如夢初醒，雙手交疊，左右旋揉丹田。然後再進行全身按摩和適當的外手鍛鍊，收功。

第三個階段是不想不做自然反饋階段。

在外形動作規範合度，想像導引成功、熟練的基礎上，則可放棄想像導引之法，不想什麼，也不做什麼，只是任意選擇一種樁法，放鬆入靜，意守丹田，讓丹田氣按其內部自然規律運行，帶動肢體運動。這和有的氣功門派所強調的自發功有不同之處，和在醒覺狀態下所練的拳法功法或舞蹈也有根本的不同。自發功做出的動作多不規範，甚至使人失去尊嚴和常態（受過武術或舞蹈規範訓練者除外）。

醒覺狀態下所練的套路、功法是憑記憶一招一式循規蹈矩，精、氣、神往往不能充分表露；而自然反饋則是通過醒覺狀態的練與想給大腦所編制輸入的程序進行自然反饋，但所練出的東西又似像非像。這是因為陰陽合一而又互制，即練功前的初始意念和所採用的樁式對內氣運行起著暗示和引導的作用。

但內氣的流動又是按其體內當時的客觀現實運行的，對後天輸入的不合規範的動作，隨時都進行著修正。也就是說，當以醒覺狀態下的外形為主時，內氣從之；當以內部的氣意為主

時，外形從之。

這就和給黃瓜搭架一樣，初始意念是種子，內氣是瓜秧，椿就是架。架怎樣搭，瓜秧就怎樣爬，爬時也常常出格，地上也經常生出雜草，這就需要菜農隨時進行管理。醒覺狀態下的規範練習和堅持不斷的內外功夫練習是水和肥，練功後所出現的內部和外部變化就是成果，而成果的大小，產量的多少，品質如何，與種子、水肥管理密切相關。所以「陰陽合一法」的全部功法和功效可概括為如下六句話：「醒練去染，入靜自發。反覆練習，陰陽互濟。量變質變，得『道』成『仙』。」

第四個階段是視物對椿無我無他階段。習者如果不想從事技擊活動，則可不必練習。欲提高技擊能力者通過上述三個階段的訓練，在內功外功均有了相當基礎之後可以練習。但要有老師嚴格監護，要選擇安全可靠的場地，場地要平坦，地上不要放任何雜物。先立一椿或擇一樹，用棉花或舊布齊身厚厚包裹，習者可以任選一種帶有技擊意識的椿法，在距椿或樹三米之外處，鬆靜站立，意守丹田，凝神視物；頃刻覺得椿如仇敵與其拼命相鬥，拳打，腳踢，肩撞……而不感疼痛，而且越打越烈。練時，監護者要在旁嚴格看守，並可視情發出收功的指令。另一種練法是同門人互相對視，要求與上相同，監護亦更為嚴格，否則起椿之後，不顧後果，容易互傷。一般以健身為主要目的者，此段功可不必練習，所以這裡只作簡略介紹。

注意事項：

第一，內氣發動以後，外形動作的疾緩與練功時輸入的信息即初始意念有關，一般應多輸入緩慢優美的意念，或做幾下緩慢優美的動作。如太極或舞姿，讓自發的動作輕緩優美，這樣體力不致消耗過大。

第二，因為內氣充足，加上快速有力的信息輸入，練時常

出現動若疾風、快如閃電，旋轉、竄蹦等高難動作。但可不必擔心，只要在練功前輸入一個「動極生靜，陰陽平衡，過猶不及，適可而止」的意念信息，動到極處即可自然緩慢下來，或旁邊監護者給一個令其緩慢的暗示，也就會漸漸慢下來。

　　第三，為了防止大動不止的現象，在練功前還要同時給大腦輸入一個時間信息，比如我就動×分鐘就停止，或旁邊的陪練者用輕柔的口令，反覆提醒「收功吧，慢慢地收功吧」即可收住。

　　第四，為了防止練功後過度疲乏，一要注意掌握起椿的時間不宜過長，一般五～十分鐘即可；二要注意睡眠，要多休息；三要注意飲食，要適當增加營養，要多飲白開水，出汗過多要適當飲一些淡鹽水；四要多做按摩，多練深吸氣，多練外手（拳術或散手或前七段功法），還可適當服用通宣理肺丸和舒肝丸。

　　所有上述注意事項都用於起椿的初期階段，經過一段適應性練習後，一切都可轉為正常。

9.奇功種種任君選（法無定法）

　　這一段，沒有具體練法，而屬於無定之法。習者經過前面八段功法的修練，已在內功、外功上達到一定程度，因而可以根據自己在練功中的體會、收穫、興趣，自由選擇一種功法，進行長久不懈的練習；或根據自己在長期練功中形成的悟性或靈感，創編或自然形成一種新的功法；也可以把練功生活化，一舉一動都循法。所以叫「法無定法」。

　　「法無定法」並不是沒有法，後天的一切功法皆是法。「八卦三合功」亦然。由有法到無法，就是由「必然」達到了「自由」。世界上的一切事物的發展變化都是由必然王國走向

自由王國，這也是法，是處處無法處處法。「法無定法」不離法，法即是法又不是法。法中有種種功法之共性規律，共性規律又是通過種種具體功法之個性體現出來。所以說共性寄於個性之中，個性是共性的具體表現。共性和個性的關係實際也是法和無定法的關係。

任何一種功法，無論是古時流傳下來的，還是後人創編的，只要它符合氣功或武術的基本規律，對調整人體生理機能、對治病健身、對提高技擊和抗暴能力、對挖掘人體潛能有一定之功效，都可以練習、推廣。

在這方面沒有什麼絕對的權威和一成不變的功法。所謂各家功法，也多是隨著實踐經驗的累積，不斷地修改、完善起來的。而後人也還要在這個基礎上進一步去發展它。故日：「法無定法」。「法無定法」實乃是自由之法，開放之法，發展之法。

「八卦三合功」設此虛無功法，目的在於喚起同道，破除保守，解放思想。人體本身是一個開放的巨系統，所以「天人合一」也就是說人和宇宙萬物都是相繫相通的。後天的「識神」即知識、規範、實踐經驗等等，對人腦的發展起著重要的決定的作用；但同時又在一定時期，一定條件下起著阻礙作用，自覺不自覺地封閉了「天、人」之間的一些通道。所以人體科學的發展必須在充分地肯定、尊重、繼承前人經驗的基礎上，敢於衝破經驗主義、教條主義的束縛，不斷學習新知識，研究新情況，讓清新形勢，解決新問題，為把我國獨特的人體科學推向世界，而不斷做出自己的新貢獻。

四、氣功發氣治病的具體方法

　　氣功治病不用針藥，沒有任何條件要求，沒有禁忌症，治病效果顯著，無任何副作用。近幾年來，隨著氣功的普及，相信和使用氣功治病的人越來越多。大量事實證明，氣功並不是迷信，也並不神秘。

　　氣功是一種簡單而又複雜的科學。說它簡單是說任何人（男、女、老、幼，知識層次高低）都可以學練，都可以使用；說它複雜，是說人體科學是一門綜合性的科學，而人們對自身的認識還很不夠，對於人體的一些特異現象，人們還不能完全真正地理解它、科學地解釋它。人體本身的潛能絕大部分還沒有挖掘出來，人們也不完全知道應該怎樣去有效地挖掘它。

　　現代醫學告訴我們，人體肌肉每一平方毫米的橫切面上約有2000多條毛細血管。在安靜狀態下，只有5條毛細血管有血液通過。當練功、運動或勞動受到刺激時，則約有200條毛細血管打開來使用，其他1800多條毛細血管一生都處於休息狀態。如果我們有什麼特殊的辦法能把人體肌肉內的毛細血管再開發出200條，能夠想像人體還會挖掘出多大潛能嗎？

　　氣功不是一種普普通通的健身方法，身價要比一般體育運動高得多，更不是巫術（當然披著氣功外衣傳播迷信，和一切破壞氣功名譽的做法都應該嚴加管理，但不能否定氣功的科學價值和地位），而是我國數千年來流傳下來，經過歷代練功家，經年累月的苦練研磨，細心體察，不斷發展起來的東方文化瑰寶。對於這一塊寶，我們有責任繼承和發展它，使它放出更

加絢麗奪目的光彩，更好地為國家建設服務，為人類造福。

　　為了使讀者，特別是氣功和武術愛好者了解氣功治病的方法，掌握氣功治病的要領，下面根據自己的師傳和實踐體會，簡要地介紹一些氣功發氣治病的方法。

1.帶功按摩法

　　此法在手法上與一般保健按摩術手法大體相同。不同之處有二：其一要求術者必須堅持練氣功，使自身經絡暢通、元氣充足（治病效果取決於自然的功力）。其二是在按摩時要求施術者的意念、氣力都要隨著手法深透到病人體內，讓外力與內氣同時發揮作用（當然一般按摩，也是氣力相合的。只是多強調手法和力度，不甚強調內氣而已）。

　　帶功按摩法還要求在按摩時，要凝神透視病灶（無透視功能者也要這樣做）或體內瘀滯，以意、氣、力摧散之，使之經絡暢通，病體康復。拍打法（以手法或木棒對人體進行局部或沿經拍打）、振動法（以腕力之抖勁帶動掌指對人體進行局部或循環拍打或叩打，節奏較快）、振顫法（手腕不動，以手指之力，貼身振顫，頻率極快）也屬於帶功按摩法之範疇。

　　這裡必須指出，無論是一般的按摩還是帶功按摩，術者都應具備一定的醫學方面的知識，而且懂得越多越好。這方面的道理是顯而易見的，我不準備多說。

2.撫摸灌氣法

　　施術者將自己的手掌輕輕放在患者的病痛部位或相關的穴位，同時意想病氣消退、病痛痊癒，或只想給患者治病，別的什麼都不想。

3.離體灌氣法

術者在施術時，不接觸病人身體，在可視的任意距離，以手掌或身體某一部位或全身向患者病痛部位或相關穴位發放外氣，或調動宇宙之氣進行治療。其方法也多種多樣，如靜止法（手勢不動只想發氣治病）、推拉法（手掌對照患部做反覆推拉動作，意想把病氣拉出來，把自己的內氣或宇宙之混元氣推進去，或意想以內氣將病氣排出）、順抖法（手臂放鬆順肢體由上向下或斜方向用力抖摔，把滯點衝散）、指點法（用箭指或一指向患部或相關穴位反覆指點，以衝散滯點）、旋捻法（大、食、中三指如持針狀旋轉捻動，以疏通經絡）等等。

4.持物灌氣法

術者手持一根木棍、竹棍或其它合適的東西，手握一端（握法隨意）。另一端指在病人的痛點或穴位上，意想內氣或外氣通過所持之物進入病體，驅散病氣，疏通經絡，促使病人恢復健康。所使用的工具可根據病的不同、病情的輕重、病的五行所屬，或其物料本身的藥物作用而加以選擇，比如心臟病用松木棍，腎臟病用柏木棍，肝臟病用柳木棍等等。一般宜用竹、木棍，而不用塑料、橡膠等化學製品。

5.向替身灌氣法

術者不接觸病人，令病人隨意坐在室內任何一處，而隨便選擇一物作為病人的替身，根據患者的情況，向該替身某一部位發氣以達到給病人治病的目的。比如病人頭部有病，則術者隨意把一手放在茶壺、茶杯、布娃娃或針灸人等物的頂部，意想此處就是患者的頭部，向其發氣，或用針針刺針灸人的穴位

、用木棍指點病人的身影等等。

6.調己治彼法

術者通過調整自己而達到為病人治病的目的。方法是令病人坐於（臥、立也可）術者面前，術者根據患者的病痛部位或應該施治的穴位，把手放在自己相應的部位，不是向病人發氣，而是向自己體內發氣、灌氣，加大自身或身體某一部位與患者相同部位的磁場功率來影響和調整患者，使其恢復正常。

7.神光照射法

術者雙目微閉，凝神想像出一種神光，並用此神光掃射病人患處或經穴。另一種方法是兩眼似閉非閉，露一線目光，上下或左右轉動眼球，用目光掃射患者病處或有關部位。

8.彼此環流法

術者與患者面對面自然站立，意想內氣從自己的百會穴出，進入患者的百會穴，經患者全身至湧泉穴，入地深處，經過地球的過濾再從地下返回，經自己的湧泉穴進入丹田，再上行至百會穴而出，和患者彼此往返環流。

9.形象虛治法

術者意想把自己或患者的內臟拿出來，一面想像其形象，一面對其形象進行按摩、抓揉、沖洗或發氣治療。

10.秘訣默念法

給自己或他人治病時，有針對性地默念「六字秘訣」——呬（治肺病）、吹（治腎病）、噓（治肝病）呵（治心、腦病）

呼（治脾胃病）、嘻（治三焦病）。也可按五行相生相剋的方法念「金（肺）生水（腎）」、「水生木（肝）」、「木生火（心腦）」、「火生土（脾、胃）」、「土生金」或「水剋火」、「火剋金」、「金剋木」、「木剋土」、「土剋水」等。

　　念時不能出聲，只是默念。呼氣時念字，吸氣時不念字。吸氣要做到靜、綿、深、長，呼氣時要做到悠、緩、細、勻。如果給自己治病，可不拘形式，行、止、坐、臥均可。周身放鬆，神念專一，可按五行相行之路線把六個字從頭至尾一個字接一個字地按上述要求默念，每次默念五～十分鐘；也可以按五行生剋之理，根據病情擇字而唸。

　　給他人治病，可將上述六個字寫出掛在牆上，給病人加以解釋，然後讓病人和自己一起默念。默念和吸氣時，可以用手在胸前做上下緩慢的移動以做標誌，使自己的手勢和自己之呼（念字）吸同步。患者之呼（念字）吸也要與他自己的手勢同步。此外，也可以令患者自然放鬆，術者以雙手做引導，念哪個字，雙手掌心即對向自身的哪個相關的臟器。

　　如念「呵」字時，雙手應對向心臟部位，一邊默念，雙手一邊緩緩向心臟部位移動，同時向心臟內發氣；待雙手接近體膚時，要掌握字剛好念完，意想氣已發至心臟，病氣全被排除體外；再稍加一點力向胸部按一下，意想把病氣排得離身體更遠；接著閉息，關閉毛孔，不使病氣返回。

　　然後再按上述悠、緩、細、勻的要求進行深吸氣，隨著吸氣手掌慢慢離開胸部，返回原位——吸氣畢，雙手也剛好回到原位。然後閉息，雙手移向另一臟器，再按上述要求默念另一個字。也可以不練閉息，兩手隨呼（念字）吸自然運動。

　　如果就想念一字治一病，即可在原地按要求重複進行。此法也可以令患者自己習做。實踐證明，此療法是益人又壯己的

功法，習者可在實踐中加以體會。

11.形象呼叫法

術者通過意念把自然界十三種動物的形象想像出來，並輕呼喚它的名字，以此來為患者調理內臟，疏通經絡，平衡陰陽，醫治疾病。

這十三種動物的名字是獅、蛇、鵲、猿、虎、鶴、熊、蟾、龍、鳳、雞、貓、馬。這十三種動物名字的發音可作用於體內各個不同的部位、不同的深度，治療不同的疾患。具體方法是，如果治自己的病，可選一僻靜之處，最好是有花草、樹木空氣新鮮的地方，然後逐個呼叫，全面調理。如果給他人治病，可令病人自然站立，按要求叫患者和自己一起進行想像和呼叫。此法練後，心曠神怡，有病治病，無病強身。

12.信息食入法

術者用意念向水、酒、食物或藥物發氣後令患者服食，讓治病信息隨水或食物進入體內發揮作用。

13.信息物佩帶法

術者用意念將治病的信息發放到一個可使患者隨身攜帶的東西上，比如一本氣功書、一個健身球、一條項鍊、一個戒指等等，令患者隨時帶在身上，並定期對所攜帶的東西進行氣功處理。此法對某些患者療效顯著。

14.功法調治法

術者有針對性地向患者傳授一些簡單有效的治病功法，使患者經常習練。如便秘患者可令其盡力反覆地向外翻兩手掌（

腹瀉者則向內翻），或令其用意令左右反覆旋轉肚臍等等；也可以令病人在旁閉目靜坐，自己在患者面前練習某種功法。此法對某些患者有顯著療效。

15. 入體治療法

術者想像自己兩手進入患者體內將病拿出，或在體內直接對內臟或患處進行按摩疏導。此法效果一般都非常明顯，有的可立竿見影。

16. 遙感治療法

病人在遠方，術者可遠隔千山萬水，約定時間向患者發功。此法和面治效果相同，有時比當面治療效果還好。

17. 組場治療法

術者在眾多患者面前帶功報告，或用某種發功方法，對患者進行整體治療，以充分發揮群體的場效應。此法療效一般都比較顯著，而且人越多效果越好。

以上介紹的只是一部分常見的氣功發氣治療的方法。習者在實踐中還可以大膽設想、認真總結，形成自己的獨特的有效治療方法。

氣功治病，無論治己治人，治少治多，治近治遠，治新治陳，治易治難，歸根結蒂都是在練功者內氣充足的條件下，通過意念，使用內氣或調動外氣，發揮人體場的作用而達到治療疾病的目的的。

這裡必須明確的是，氣功治病並不是萬能的，不是對一切疾病都有療效，更不是一切疾病都能治好。功能性病變易治，器質性病變難醫。對氣功治病，不能求全責備。

　　氣功治病是整體療法，重在調動內因，平衡陰陽，疏通經絡，治本固元，轉換機制。所以有些慢性病、疑難病，其他療法不能奏效，但堅持氣功鍛鍊和氣功治療，卻能好轉或治癒。這是事實，但我們不能因此而過分誇大氣功的作用。

　　我們在用氣功給病人治病的時候，膽氣要壯，要視疾病如仇敵，在戰略上要藐視它，但在戰術上要重視它，要有必勝的信心。在治療過程中與病人的一切話語，都要注意給病人以鼓勵和希望，幫助其樹立戰勝疾病的信念，而決不能流露出此病不能治癒的一些令病人喪失信心和希望的話。因為有益的信息，可以平衡病人的心理，振作患者的精神；希望的火花，往往可以重新燃起生命的烈焰。

　　當氣功師給病人治病或給別人試氣時，對方可能有涼、熱、麻、脹、動的感覺，也可能完全沒有感覺。人們對氣功治病的療效相信與否，很大程度上，在於是否有這種感覺。其實這是對氣功缺乏了解的一種表現。一般來說，氣功師發氣時對方感覺強烈的和根本沒有感覺的占少數，感覺明顯的占多數，感覺微弱不太明顯的次之。

　　感覺強烈的，可能是氣功師功力很大，也可能是對方經絡特別敏感或身體特別虛弱。感覺明顯的可能是氣功師有一定功力，也可能是對方較為敏感，經絡暢通。感覺微弱或不太明顯的，可能是氣功師過度疲勞，身體和精神狀態不佳，或是心情不好，意念不專，或是久未練功，功力下降，或是周圍因素干擾，使氣功師產生心理障礙而不能充分的發揮；也可能是對方感覺遲鈍，或是經絡不通，或是身體素質好，或是意念抵抗力強，產生了排斥作用，等等。

　　簡而言之，感覺問題作為對方主要是經絡「通」與「不通」的問題，感覺「敏感」與「不敏感」的問題，作為施術者則主

要是「精神」、「氣力」、「功夫」的問題。實踐證明，無論
感覺如何，氣功治療都是有益有效的，不會有任何反作用，不
存在「吃錯藥」、「扎錯針」的問題。

　　一般來說，感覺涼的一般為寒症「屬陰」，感覺熱的屬陽
。屬陽者一般無大病。先涼後感熱、麻、酸、脹、沈的，有病
也好得快，發氣半小時以上仍感涼者難醫。壯者經絡不通，得
病難醫。若不相信氣功，則不要較勁試氣，否則於己不利。

　　當然也有特殊的情況，有的人身患重病而經絡暢通，反應
敏感。這就要靠術者憑自身的感覺和體察到的情況去分辨。術
者在給患者發氣查病治病的過程中，要特別注意細心體察對方
的病變在自身的反應，這是判定對方體情、病情的重要方法。

五、受益者的回聲

1.我佩服您的那雙神奇的手①

對於您的淵博的知識和您那雙神奇的手，我感到非常欽佩。您在醫療方面的才華是罕見的，令人驚奇的。這種才華是天生的嗎？一般人能不能學會？您是否能夠把您的經驗傳授給別人？怎樣才能獲取給他人治病的能力？……希望您能去莫斯科講學，我公司亦將向您發出正式邀請。

......

斯維塔　1990年10月24日

2.八卦三合功使我和以前判若兩人

我是一個性格內向的人，加之頭腦遲鈍，做什麼工作都覺得不如別人，常有一種自卑感。

1983年初，我開始向張全亮老師學習八卦掌，以後又學練了八卦三合功，通過幾年的鍛鍊，我深深地感受到了武術氣功的神奇力量。我不僅變得活潑開朗了，而且頭腦反應也比過去快了。這使我不知不覺地產生了一種奮發向上的精神。我在工

①1990年，我曾用氣功為幾位在我國某機場隨機服務的蘇聯專家和他們的家屬治病，並都取得了很好的療效。這一年10月24日，在莫斯科某公司任英文翻譯的某專家之女斯維塔在回國前夕通過翻譯轉給我一封信，這裡摘錄的便是信中的部分內容。

作之餘參加了「北京廣播電視中專財會班」的學習，以優異的成績拿下了畢業證書，並且自學考上了電工本。人們都說我和以前判若兩人，我自己也有這種感覺。

我是1984年7月開始學練八卦三合功的，當時只練了幾天就有了明顯的氣感——練時感到臉上有蟲爬一樣的感覺，腹部及兩腿非常溫暖，就像有火爐烤一樣；十多天後不由自主地搖晃起來，並出現了自我拍打、涮腰、揉腰等動作；到後來，還不由自主地練起拳來。在老師的指導下，越練內氣越足，越練反應越靈敏，站什麼樁就能練什麼拳，想什麼就能練出什麼，看到什麼就能模仿什麼。再到後來，我竟能發放外氣為人治病，在單位和家鄉成了一個小有名氣的「醫生」了。

通過練八卦三合功，我的武術水平也有很大的提高，在大興縣和北京市的比賽中我都取得了較好的成績，還曾兩次為外國朋友表演並受到好評。

大興縣建築公司職工　張金才　1990年6月14日

3.我練八卦三合功的體會

我向張全亮老師學習武術與「八卦三合功」已經幾年了，深深感到這種功法具有以下幾個方面的特點：

⑴ 得氣快

1989年8月17日晚（這是我學練八卦三合功的第7天），我在練功時突然感到兩臂發脹、發沈，頭頂有異樣感。在練旋腰轉脊意念上升時，覺得頭後發熱、發脹，面上像敷了一塊熱毛巾；意念下降時，脊椎有觸電感，並自頭下降到尾閭，而後分開由兩腿入地。這種感覺非常快，一閃即逝。過後，我覺得非常舒服，像剛剛按摩過一樣。

同年8月24日，我在練功時覺得周身似有一團霧圍著，身

子飄飄悠悠，腹內震動，像有一個拳頭由丹田往上打，頭頂前額發脹，頭嗡嗡直響；後來出現外動，覺得有一股力量將自己騰空托起，又覺似在水中，非常舒服。收功後神清氣爽，有一種從未有過的舒適感。

⑵ 治病效果好

我練八卦三合功時間不長，就在老師指導下用氣功為他人治病，而且取得了很好的療效。

1989年12月25日，我母親胃病難受，吃不下飯，我讓她坐在椅子上，閉目放鬆，並按老師教的方法，對她的足三里進行帶動按摩和離體發氣。剛一開始她就說肚子裡嘰里咕嚕地動，覺得有一種電麻感由腿向腹部放射，後竄到全身，沒多長時間，我媽的病就好了。

1990年3月，我正在辟谷，我單位龍師傅因感受風寒，渾身酸痛，已有好幾個星期了，吃了好多藥不見效，又買了紫外線燈烤，亦不見效，叫我用氣功給她治。說也奇怪，僅一次就治好了。

⑶ 能挖掘人體潛能

1990年5月的一天，我和居住在六〇華里以外的女友約定用氣功遙感為她治病，沒想到取得了和當面治療一樣的效果。更使我感到驚奇的是，在治療過程中，我突然感到像是來到了她居住的房間，看到了她房間的擺設，看到了她坐的位置和姿勢。第二天經過驗證，一切與實際情況完全吻合。這是練功高度入靜以後出現的一種遙視現象。後來我又試驗過四、五次，很很準確。

北京市北內聯營機械廠職工　林鳳鳴

1990年6月15日

4.氣功治好了我的腎結石

1986年，我得了腎結石，後經多方治療無效，陣痛頻頗發作，還經常尿血，身體非常虛弱。後來經人介紹，我開始向張全亮老師學習氣功。幾天後，張老師問起我的病，我只說是腎結石，其他什麼都沒說。張老師說我給你治一下，你再堅持練練功，沒問題，保證很快會好的。

張老師讓我站在屋子中央，他坐在床上，距我有好幾公尺遠。他一面和我姐姐等人聊天，一面說是給我治病，但卻並不見他有什麼動作。一會兒的功夫，我就感到脊背發熱，並感到一股很強的熱流從脊背向右腿上竄，直竄到腳底下，但左側卻沒有這種感覺。張老師說：「你左側有結石。」我感到很吃驚！因為我曾做過B超，診斷結果確如張老師所說。張老師說：「你站好，我再稍加一點力。」說著，只見他左手微微一動，我就感到頭暈氣悶，站不住了。於是張老師就收功了，說：「你身體太弱，承受不了，不過你放心，結石是沒有問題了，你要堅持練功，鞏固效果。」

我按張老師的要求，每天堅持練功，不到三個月，我的身體果然漸漸地強壯起來了，飯量和體重都增加了，最主要的是我的精神也比以前強多了。學練氣功以前，我總覺得又困又乏，練氣功以後，起早睡晚，覺比以前睡少了，但卻不覺得疲乏，而且感到渾身是勁。1987年我旅遊結婚，爬上了泰山，也沒感到怎麼累，就像換了一個人一樣。第二年我生了孩子，家務重了，再加上工作時間的關係，沒有再堅持練功了，感到非常遺憾，但是從那以後我也再沒發生過什麼病疼，體檢時，也沒有發現過什麼結石。

大興縣工路局女工　胡曉波　1990年5月4日

5.我的主動脈竇瘤殘渣不見了

我今年23歲,從小就有先天性心臟病,經醫院診斷為右心冠主動脈竇瘤。1991年4月16日,我因勞動不小心,引起竇瘤破裂。4月18日我在北京安貞醫院做了心外科手術(病案號為5 8129),術後做了一次超聲心動檢查,發現裡面還有少量竇瘤殘渣。此後,我經常感到胸悶,渾身無力。9月20日經人介紹,我開始向張全亮老師學習八卦三合功,半年以後胸悶消除,並可以從事正常人的體力勞動,覺得渾身有使不完的勁。1992年10月15日,我二次復查,通過黑白彩色超聲心動檢查,出乎意外,殘渣全部不見了,連醫生也感到驚奇。沒想到通過一年的武術和氣功鍛鍊,我的病好了,而且身體也比過去任何時候都強壯。

大興縣孫村鄉劉村村民　蘇長嶺

6.八卦三合功治病止痛有奇效

我的朋友洪善文的老伴張艷霞1984年曾患乳腺癌,後來做了手術;1989年9月感到腰腿經常疼痛,並迅速發展到痛疼難忍的地步,甚至右腿不能動彈。經檢查,確診為癌擴散(13處)。某大醫院斷定病人活不了半年,並叫家人做好準備。由於這家醫院不收,張的家人只好把她送進一家鄉鎮醫院,該醫院是以氣功和中西醫結合治療癌症的,可是張艷霞連腿都不能動,怎麼能行走練功呢?

為了治病只好兩個人攙扶著練功,但毫無效果。家人焦急萬分,認為病人能否治活,就看腿能不能動了。洪善文找我幫助想辦法,於是我想到了張全亮老師。我們將病人接到我家中,並把她放在一張床上,張老師問了問病人的情況,接著就邊

按摩，邊做病人的心理工作，讓她樹立戰勝疾病的信心。十幾分鐘後，病人的疼痛得到明顯的緩解，腿也能動一點了。張老師又繼續發氣治療，並用一根小木棍指點病人的疼處。幾十分鐘後，病人疼痛消失了，還能站起身來在室內來回走動。全家人笑逐顏開，高興極了。過了兩天張老師又到醫院給治療一次。此後張艷霞便能自己獨立練功了。

大興縣成人教育局　王致起

7. 張老師一次治好了我的腰疼病

1988年7月19日，我早晨起來掃地時，突然腰痛起來了（我素患腰肌勞損、椎管狹窄、椎間盤突出症）。家人慢慢將我扶上床，可是翻不得身，咳嗽一聲，腰就跟斷了一樣。大夫給我按摩後說：「三天不要下床，不要坐立。」我心急如焚，因為第二天我還要帶領全校130名教職工去泰山旅遊！這下子肯定是去不了啦。

晚上一友來訪，看到我這樣子說：「我給你找人治治吧。」經他介紹，我們請到了張全亮老師。張老師來到我家，問了我的病情後，先給我進行了按摩，然後又給我發功治病，原來我不敢咳嗽，一咳嗽就疼痛難忍，但張老師卻有意叫我咳嗽。一聲、兩聲、三聲……到了第七聲，只用了三分鐘的時間，竟然疼痛大減。我起不來，張老師叫我翻身、起來、下地走走。我按照要求翻身下地並往前走，嘿，雖然還有些疼痛，但完全可以走動了。然後張老師叫我站好，繼續給我治病。臨走時，他說：「不是要去旅遊嗎？去吧！沒問題了。」

第二天早晨起來，我覺得渾身輕鬆，腰也活動自如，午後我乘硬座火車去了山東，第三天還爬了泰山。

大興縣一中工會主席　朱子銀　1993年4月5日

8.張老師妙手回春，使我重返工作崗位

　　我今年58歲，在中國對外材料供應公司工作。1987年6月初開始出現雙下肢無力、站立困難、言語不清、進食發噎、大小便失禁等症狀。以後病情日益加重，並先後三次在北京復外醫院住院，一次在北京天壇醫院住院。復外醫院先後按「周期性麻痺」、「低顱壓綜合症」、「病毒性腦膜炎」、「重症肌無力」、「神經衰弱綜合症」等進行治療；天壇醫院則按「椎基底動脈供血不足」進行治療，都沒有獲得滿意的療效。所以我一直癱瘓在床，生活不能自理。

　　1989年8月的一個晚上，我的朋友董悅英（大興縣公安局幹部）為我請來了張全亮老師。張老師詢問了病情，就開始給我做全身按摩。經過按摩，我感到渾身特別舒服。接著他又拿起一根竹筷向我周身多處穴位指點發氣。我當時感到全身熱流蕩漾，頭腦清醒，四肢欲動，渾身像有一股勁。

　　張老師給我治了大約半個多小時，然後叫我坐起來，我當時吃驚地看著他，不敢相信自己能坐起來。他再三催促我起來，我太太向張老師連連擺手說：「他起不來，已經躺了兩年多了。」張老師說：「我叫你起來，你就起來，快起來！起來病就好了。」說也奇怪，我按張老師的要求，一軲轆身子就坐起來了。張老師說：「這不是起來了嗎？給他點水喝。」

　　當時全家人都驚呆了，圍觀的鄰居們也都驚呆了，誰也沒想到一個癱瘓了兩年多的病人，就這樣經過簡單治療，就坐起來了。我太太高興地端來一碗水送到我嘴邊說：「快喝吧，這回可來了救命恩人了。」張老師說：「讓他自己端著喝！」我的手已經兩年多不能自己拿碗拿筷子了，太太說恐怕不行，我也不敢接碗。張老師說：「沒關係，快把碗給他，讓他自己喝

。」說也奇怪，我真的自己端起碗，喝了半碗水，這時圍觀的人都嘖嘖稱奇。

　　張老師又在我身上按摩發氣約五六分鐘，又叫我下地走路。我按張老師的要求下了床，果真能走路了。開始腿不俐落不敢邁步。但走著走著就活泛了，連著走了好幾十步，但是由於身體太虛，天氣又熱，走了一會就出了一身大汗。張老師讓我上床休息，又給我做了簡單的按摩，告訴我：「從現在起，要努力自力更生，練走路。吃、喝、大小便盡量不用別人幫助。過兩天我再給你治療一次。」

　　過了兩三天張老師又給我治了一次。這一次治了大約一個小時，效果很好。走時張老師說：「以後要注意堅持鍛鍊，要堅強，要相信自己的病已經好了，你身體就會越來越好。」

　　後來我又按張老師的要求，進行了一段恢復性鍛鍊，病慢慢地好了，並重返工作崗位。

　　張老師治癒了我兩年多臥床不起的病身，解除了我的痛苦，減輕了我家屬的負擔，我們全家都非常感激！

　　　　　　　張景富　口述　董悅英　整理　1993年4月1日

附：十四經腧穴主治分部示意圖

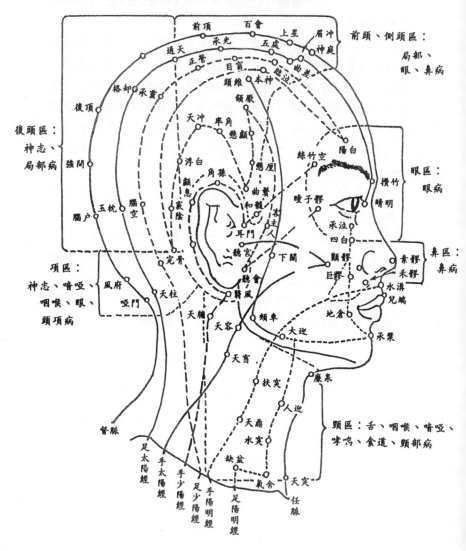

1. 頭面頸部

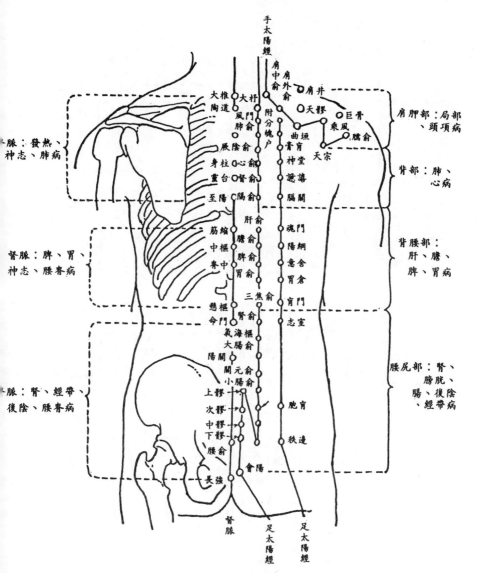

2.胸膺脇部

胸膺部；胸、肺、心病

腹部：肝，膽、脾、胃病

少腹部：經帶、前陰、腎、膀胱、腸病

任脈：胸、肺病

任脈：神志病

任脈：胃腸病

任脈：水腫病

任脈：回陽、固脫有強壯作用；經帶、腎、膀胱、腸、前陰病

雲門　氣戶　俞府　璇璣
中府　氣庫　彧中　神藏　靈墟　華蓋
周榮　屋翳　紫宮
胸鄉　膺窗　玉堂
天溪　天池　神封　膻中
食竇　步廊　中庭
大包　乳根　幽門　鳩尾
期門　不容　巨闕
承滿　通谷　陰都　上脘
梁門　石關　中脘
關門　商曲　建里
太乙　肉門　盲俞　下脘
滑肉門　水分
大橫　天樞　中注　神闕
腹結　外陵　陰交　氣海　石門
大巨　四滿　氣穴　石關　關元
水道　歸來　大赫　中極
府舍　衝門　氣衝　橫骨　曲骨
急脈　陰廉　會陰
五里

足陽明經　足太陰經　足厥陰經　足少陰經

3.肩背腰尻部

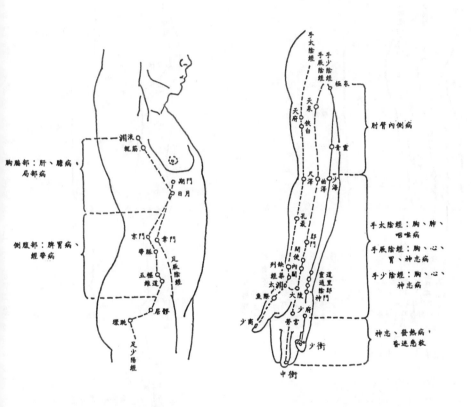

4.腋脇側腹部　　**5.上肢內側部**

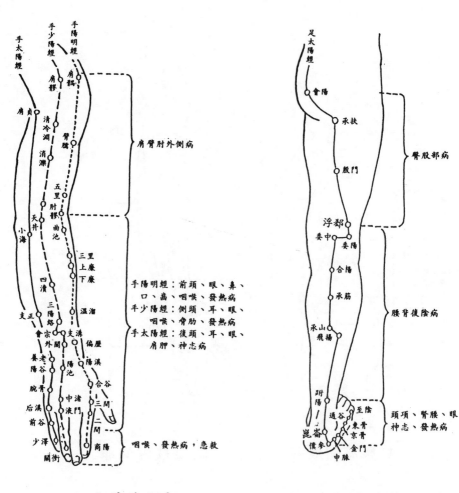

手太陽經
手少陽經
手陽明經

肩貞
肩髎
肩髃

肩臑外側病

清冷淵
消濼

臂臑

天井
小海

五里
肘髎
曲池

四瀆
三陽絡

三里
上廉
下廉

支正
會宗
外關

溫溜

養老
陽谷
腕骨
后溪
前谷
少澤
關衝

支溝
偏歷
陽溪
陽池
中渚
液門

合谷
三間
二間
商陽

手陽明經：前頭、眼、鼻、
口、齒、咽喉、發熱病
手少陽經：側頭、耳、眼、
咽喉、脅肋、發熱病
手太陽經：後頭、耳、眼、
肩胛、神志病

咽喉、發熱病，急救

6.上肢外側部

足太陽經

會陽

承扶

殷門

臀股部病

浮郄
委中
委陽

合陽

承筋

承山
飛揚

腰背後陰病

跗陽
通谷
崑崙
僕參
申脈

至陰
束骨
京骨
金門

頭項、腎腰、眼
神志、發熱病

7.下肢後面部

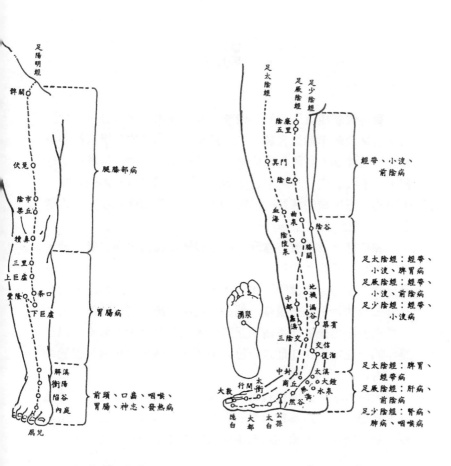

足陽明經

髀關

伏兔

陰市
梁丘

犢鼻

三里
上巨虛

豐隆
條口
下巨虛

解谿
衝陽
陷谷
內庭

厲兌

腿膝部病

胃腸病

前頭、口齒、咽喉、
胃腸、神志、發熱病

8.下肢前面部

足太陰經
足厥陰經
足少陰經

陰廉
五里

箕門
陰包

血海
曲泉
陰陵泉

膝關

中都
蠡溝

湧泉

地機
漏谷

三陰交

大敦
行間
太衝

中封
商丘

暴寶
交信
復溜

中注
太谿
大鐘
水泉

然谷

隱白
大都
太白
公孫

經帶、小溲、
前陰病

足太陰經：經帶、
小溲、脾胃病
足厥陰經：經帶、
小溲、前陰病
足少陰經：經帶、
小溲病

足太陰經：脾胃、
經帶病
足厥陰經：肝病、
前陰病
足少陰經：腎病、
脾病、咽喉病

9.下肢內側部

跋

　　我是懷著極為欣悅的心情讀了全亮師弟的≪八卦三合功≫的。這是他多年勤修苦練，在八卦掌、太極拳的武學修持中磨勵的一把能助人斬除病魔的智慧的寶劍；又是他向傳統氣功學習，又不囿於成見，在自己廣闊心田上，用日耕月鋤的勤修，掘出的一方生命的清泉──源頭活水汨汨湧流的一方生命的清泉。　　曰　曰

　　練養結合，把東方哲理、倫理與技擊和養生術融為一體，是中華武學最高層次的功夫，也是最難能可貴的功夫。全亮在自己數十年立雪明師門下和苦修多思的追求中，奉獻出來的≪八卦三合功≫，正是這樣一部深可見深、淺亦可見效的功夫。

　　在王培生先生門下諸師兄弟中，我與全亮相識較晚；但在幾年的交往中，深知他是一位尊師重道、珍視友誼而又樂於助人的古道熱腸的人物。

　　天德有才之人歷代皆有，但我堅信，唯有才德雙全者才能立言立德，給人以真實可貴的東西。我相信張全亮先生的這本≪八卦三合功≫會給人們的生命之泉裡注上些生命的活水。

劉峻驤

1993年5月10日於惜今齋

作者簡介：張全亮

1941年生，北京市大興縣人，回族。自幼喜愛武術、氣功，並遍訪名師，勤學苦練，目圖精進。後從八卦掌名家李子鳴（已故）、太極拳名家王培生氏學習武術、氣功，爲二氏之入室弟子，並成爲梁式八卦掌和吳式太極拳之第四代傳人。除武術、氣功外，對我國傳統醫學亦頗有研究。現爲北京氣功科學研究會、北京八卦掌研究會會員，北京武術協會委員，北京吳式太極拳研究會副會長，北京先黃傳統醫學研究所副所長，青島市武術文藝研究會聯誼理事、《武術文藝》特約編輯，河南省焦作市吳式太極拳研究會武學導師，曾連續三年被評爲北京市體育先進個人。在《武林》、《武魂》、《精武》、《武當》、《中華舞史》等雜誌曾發表武術、氣功論文多篇。多年來，用氣功爲人治病數千例，療效甚佳而不取分文，爲人所稱道。70年代曾因貢獻突出受到毛澤東主席的親切接見。

大展出版社有限公司　圖書目錄

地址：台北市北投區11204　　電話：(02) 8236031
　　　致遠一路二段12巷1號　　　　　　8236033
郵撥：0166955～1　　　　　傳眞：(02) 8272069

·法律專欄連載· 電腦編號 58

台大法學院　法律學系／策劃
　　　　　　法律服務社／編著

| ①別讓您的權利睡著了① | 200元 |
| ②別讓您的權利睡著了② | 200元 |

·秘傳占卜系列· 電腦編號 14

①手相術	淺野八郎著	150元
②人相術	淺野八郎著	150元
③西洋占星術	淺野八郎著	150元
④中國神奇占卜	淺野八郎著	150元
⑤夢判斷	淺野八郎著	150元
⑥前世、來世占卜	淺野八郎著	150元
⑦法國式血型學	淺野八郎著	150元
⑧靈感、符咒學	淺野八郎著	150元
⑨紙牌占卜學	淺野八郎著	150元
⑩ＥＳＰ超能力占卜	淺野八郎著	150元
⑪猶太數的秘術	淺野八郎著	150元
⑫新心理測驗	淺野八郎著	160元

·趣味心理講座· 電腦編號 15

①性格測驗1	探索男與女	淺野八郎著	140元
②性格測驗2	透視人心奧秘	淺野八郎著	140元
③性格測驗3	發現陌生的自己	淺野八郎著	140元
④性格測驗4	發現你的真面目	淺野八郎著	140元
⑤性格測驗5	讓你們吃驚	淺野八郎著	140元
⑥性格測驗6	洞穿心理盲點	淺野八郎著	140元
⑦性格測驗7	探索對方心理	淺野八郎著	140元
⑧性格測驗8	由吃認識自己	淺野八郎著	140元
⑨性格測驗9	戀愛知多少	淺野八郎著	140元

⑩性格測驗10　由裝扮瞭解人心　　淺野八郎著　140元
⑪性格測驗11　敲開內心玄機　　　淺野八郎著　140元
⑫性格測驗12　透視你的未來　　　淺野八郎著　140元
⑬血型與你的一生　　　　　　　　淺野八郎著　160元
⑭趣味推理遊戲　　　　　　　　　淺野八郎著　160元
⑮行爲語言解析　　　　　　　　　淺野八郎著　160元

・婦 幼 天 地 ・電腦編號 16

①八萬人減肥成果　　　　　　　黃靜香譯　180元
②三分鐘減肥體操　　　　　　　楊鴻儒譯　150元
③窈窕淑女美髮秘訣　　　　　　柯素娥譯　130元
④使妳更迷人　　　　　　　　　成　玉譯　130元
⑤女性的更年期　　　　　　　　官舒妍編譯　160元
⑥胎內育兒法　　　　　　　　　李玉瓊編譯　150元
⑦早產兒袋鼠式護理　　　　　　唐岱蘭譯　200元
⑧初次懷孕與生產　　　　　婦幼天地編譯組　180元
⑨初次育兒12個月　　　　　婦幼天地編譯組　180元
⑩斷乳食與幼兒食　　　　　婦幼天地編譯組　180元
⑪培養幼兒能力與性向　　　婦幼天地編譯組　180元
⑫培養幼兒創造力的玩具與遊戲　婦幼天地編譯組　180元
⑬幼兒的症狀與疾病　　　　婦幼天地編譯組　180元
⑭腿部苗條健美法　　　　　婦幼天地編譯組　150元
⑮女性腰痛別忽視　　　　　婦幼天地編譯組　150元
⑯舒展身心體操術　　　　　　　李玉瓊編譯　130元
⑰三分鐘臉部體操　　　　　　　趙薇妮著　160元
⑱生動的笑容表情術　　　　　　趙薇妮著　160元
⑲心曠神怡減肥法　　　　　　　川津祐介著　130元
⑳內衣使妳更美麗　　　　　　　陳玄茹譯　130元
㉑瑜伽美姿美容　　　　　　　　黃靜香編著　150元
㉒高雅女性裝扮學　　　　　　　陳珮玲譯　180元
㉓蠶糞肌膚美顏法　　　　　　　坂梨秀子著　160元
㉔認識妳的身體　　　　　　　　李玉瓊譯　160元
㉕產後恢復苗條體態　　　居理安・芙萊喬著　200元
㉖正確護髮美容法　　　　　　山崎伊久江著　180元
㉗安琪拉美姿養生學　　　安琪拉蘭斯博瑞著　180元
㉘女體性醫學剖析　　　　　　　增田豐著　220元
㉙懷孕與生產剖析　　　　　　　岡部綾子著　180元
㉚斷奶後的健康育兒　　　　　　東城百合子著　220元
㉛引出孩子幹勁的責罵藝術　　　多湖輝著　170元
㉜培養孩子獨立的藝術　　　　　多湖輝著　170元

㉝子宮肌瘤與卵巢囊腫　　　　陳秀琳編著　　180元
㉞下半身減肥法　　　　納他夏・史達賓著　　180元
㉟女性自然美容法　　　　　　吳雅菁編著　　180元

・靑 春 天 地・ 電腦編號 17

①A血型與星座　　　　　　　柯素娥編譯　　120元
②B血型與星座　　　　　　　柯素娥編譯　　120元
③O血型與星座　　　　　　　柯素娥編譯　　120元
④AB血型與星座　　　　　　　柯素娥編譯　　120元
⑤青春期性教室　　　　　　　呂貴嵐編譯　　130元
⑥事半功倍讀書法　　　　　　王毅希編譯　　150元
⑦難解數學破題　　　　　　　宋釗宜編譯　　130元
⑧速算解題技巧　　　　　　　宋釗宜編譯　　130元
⑨小論文寫作秘訣　　　　　　林顯茂編譯　　120元
⑪中學生野外遊戲　　　　　　熊谷康編著　　120元
⑫恐怖極短篇　　　　　　　　柯素娥編譯　　130元
⑬恐怖夜話　　　　　　　　　小毛驢編譯　　130元
⑭恐怖幽默短篇　　　　　　　小毛驢編譯　　120元
⑮黑色幽默短篇　　　　　　　小毛驢編譯　　120元
⑯靈異怪談　　　　　　　　　小毛驢編譯　　130元
⑰錯覺遊戲　　　　　　　　　小毛驢編譯　　130元
⑱整人遊戲　　　　　　　　　小毛驢編著　　150元
⑲有趣的超常識　　　　　　　柯素娥編譯　　130元
⑳哦！原來如此　　　　　　　林慶旺編譯　　130元
㉑趣味競賽100種　　　　　　劉名揚編譯　　120元
㉒數學謎題入門　　　　　　　宋釗宜編譯　　150元
㉓數學謎題解析　　　　　　　宋釗宜編譯　　150元
㉔透視男女心理　　　　　　　林慶旺編譯　　120元
㉕少女情懷的自白　　　　　　李桂蘭編譯　　120元
㉖由兄弟姊妹看命運　　　　　李玉瓊編譯　　130元
㉗趣味的科學魔術　　　　　　林慶旺編譯　　150元
㉘趣味的心理實驗室　　　　　李燕玲編譯　　150元
㉙愛與性心理測驗　　　　　　小毛驢編譯　　130元
㉚刑案推理解謎　　　　　　　小毛驢編譯　　130元
㉛偵探常識推理　　　　　　　小毛驢編譯　　130元
㉜偵探常識解謎　　　　　　　小毛驢編譯　　130元
㉝偵探推理遊戲　　　　　　　小毛驢編譯　　130元
㉞趣味的超魔術　　　　　　　廖玉山編著　　150元
㉟趣味的珍奇發明　　　　　　柯素娥編著　　150元
㊱登山用具與技巧　　　　　　陳瑞菊編著　　150元

·健 康 天 地· 電腦編號 18

①壓力的預防與治療　　　　　柯素娥編譯　130元
②超科學氣的魔力　　　　　　柯素娥編譯　130元
③尿療法治病的神奇　　　　　中尾良一著　130元
④鐵證如山的尿療法奇蹟　　　廖玉山譯　　120元
⑤一日斷食健康法　　　　　　葉慈容編譯　150元
⑥胃部強健法　　　　　　　　陳炳崑譯　　120元
⑦癌症早期檢查法　　　　　　廖松濤譯　　160元
⑧老人痴呆症防止法　　　　　柯素娥編譯　130元
⑨松葉汁健康飲料　　　　　　陳麗芬編譯　130元
⑩揉肚臍健康法　　　　　　　永井秋夫著　150元
⑪過勞死、猝死的預防　　　　卓秀貞編譯　130元
⑫高血壓治療與飲食　　　　　藤山順豐著　150元
⑬老人看護指南　　　　　　　柯素娥編譯　150元
⑭美容外科淺談　　　　　　　楊啟宏著　　150元
⑮美容外科新境界　　　　　　楊啟宏著　　150元
⑯鹽是天然的醫生　　　　　　西英司郎著　140元
⑰年輕十歲不是夢　　　　　　梁瑞麟譯　　200元
⑱茶料理治百病　　　　　　　桑野和民著　180元
⑲綠茶治病寶典　　　　　　　桑野和民著　150元
⑳杜仲茶養顏減肥法　　　　　西田博著　　150元
㉑蜂膠驚人療效　　　　　　　瀨長良三郎著　150元
㉒蜂膠治百病　　　　　　　　瀨長良三郎著　180元
㉓醫藥與生活　　　　　　　　鄭炳全著　　180元
㉔鈣長生寶典　　　　　　　　落合敏著　　180元
㉕大蒜長生寶典　　　　　　　木下繁太郎著　160元
㉖居家自我健康檢查　　　　　石川恭三著　160元
㉗永恒的健康人生　　　　　　李秀鈴譯　　200元
㉘大豆卵磷脂長生寶典　　　　劉雪卿譯　　150元
㉙芳香療法　　　　　　　　　梁艾琳譯　　160元
㉚醋長生寶典　　　　　　　　柯素娥譯　　180元
㉛從星座透視健康　　　　　席拉·吉蒂斯著　180元
㉜愉悅自在保健學　　　　　　野本二士夫著　160元
㉝裸睡健康法　　　　　　　　丸山淳士等著　160元
㉞糖尿病預防與治療　　　　　藤田順豐著　180元
㉟維他命長生寶典　　　　　　菅原明子著　180元
㊱維他命C新效果　　　　　　鐘文訓編　　150元
㊲手、腳病理按摩　　　　　　堤芳郎著　　160元
㊳AIDS瞭解與預防　　　　　彼得塔歇爾著　180元

㊴甲殼質殼聚糖健康法　　　　沈永嘉譯　160元
㊵神經痛預防與治療　　　　　木下眞男著　160元
㊶室內身體鍛鍊法　　　　　　陳炳崑編著　160元
㊷吃出健康藥膳　　　　　　　劉大器編著　180元
㊸自我指壓術　　　　　　　　蘇燕謀編著　160元
㊹紅蘿蔔汁斷食療法　　　　　李玉瓊編著　150元
㊺洗心術健康秘法　　　　　　竺翠萍編譯　170元
㊻枇杷葉健康療法　　　　　　柯素娥編譯　180元
㊼抗衰血癒　　　　　　　　　楊啟宏著　180元
㊽與癌搏鬥記　　　　　　　　逸見政孝著　180元
㊾冬蟲夏草長生寶典　　　　　高橋義博著　170元
㊿痔瘡・大腸疾病先端療法　　宮島伸宜著　180元
51膠布治癒頑固慢性病　　　　加瀨建造著　180元
52芝麻神奇健康法　　　　　　小林貞作著　170元
53香煙能防止癡呆？　　　　　高田明和著　180元
54穀菜食治癌療法　　　　　　佐藤成志著　180元

・實用女性學講座・電腦編號 19

①解讀女性內心世界　　　　　島田一男著　150元
②塑造成熟的女性　　　　　　島田一男著　150元
③女性整體裝扮學　　　　　　黃靜香編著　180元
④女性應對禮儀　　　　　　　黃靜香編著　180元

・校 園 系 列・電腦編號 20

①讀書集中術　　　　　　　　多湖輝著　150元
②應考的訣竅　　　　　　　　多湖輝著　150元
③輕鬆讀書贏得聯考　　　　　多湖輝著　150元
④讀書記憶秘訣　　　　　　　多湖輝著　150元
⑤視力恢復！超速讀術　　　　江錦雲譯　180元
⑥讀書36計　　　　　　　　　黃柏松編著　180元
⑦驚人的速讀術　　　　　　　鐘文訓編著　170元

・實用心理學講座・電腦編號 21

①拆穿欺騙伎倆　　　　　　　多湖輝著　140元
②創造好構想　　　　　　　　多湖輝著　140元
③面對面心理術　　　　　　　多湖輝著　160元
④偽裝心理術　　　　　　　　多湖輝著　140元
⑤透視人性弱點　　　　　　　多湖輝著　140元

⑥自我表現術　　　　　　多湖輝著　150元
⑦不可思議的人性心理　　多湖輝著　150元
⑧催眠術入門　　　　　　多湖輝著　150元
⑨責罵部屬的藝術　　　　多湖輝著　150元
⑩精神力　　　　　　　　多湖輝著　150元
⑪厚黑說服術　　　　　　多湖輝著　150元
⑫集中力　　　　　　　　多湖輝著　150元
⑬構想力　　　　　　　　多湖輝著　150元
⑭深層心理術　　　　　　多湖輝著　160元
⑮深層語言術　　　　　　多湖輝著　160元
⑯深層說服術　　　　　　多湖輝著　180元
⑰掌握潛在心理　　　　　多湖輝著　160元
⑱洞悉心理陷阱　　　　　多湖輝著　180元
⑲解讀金錢心理　　　　　多湖輝著　180元
⑳拆穿語言圈套　　　　　多湖輝著　180元
㉑語言的心理戰　　　　　多湖輝著　180元

・超現實心理講座・ 電腦編號 22

①超意識覺醒法　　　　　詹蔚芬編譯　130元
②護摩秘法與人生　　　　劉名揚編譯　130元
③秘法！超級仙術入門　　陸　明譯　150元
④給地球人的訊息　　　　柯素娥編著　150元
⑤密教的神通力　　　　　劉名揚編著　130元
⑥神秘奇妙的世界　　　　平川陽一著　180元
⑦地球文明的超革命　　　吳秋嬌譯　200元
⑧力量石的秘密　　　　　吳秋嬌譯　180元
⑨超能力的靈異世界　　　馬小莉譯　200元
⑩逃離地球毀滅的命運　　吳秋嬌譯　200元
⑪宇宙與地球終結之謎　　南山宏著　200元
⑫驚世奇功揭秘　　　　　傅起鳳著　200元
⑬啟發身心潛力心象訓練法　栗田昌裕著　180元
⑭仙道術遁甲法　　　　　高藤聰一郎著　220元
⑮神通力的秘密　　　　　中岡俊哉著　180元

・養 生 保 健・ 電腦編號 23

①醫療養生氣功　　　　　黃孝寬著　250元
②中國氣功圖譜　　　　　余功保著　230元
③少林醫療氣功精粹　　　井玉蘭著　250元
④龍形實用氣功　　　　　吳大才等著　220元

⑤魚戲增視強身氣功　　　　　　　宮　嬰著　220元
⑥嚴新氣功　　　　　　　　　　前新培金著　250元
⑦道家玄牝氣功　　　　　　　　　張　章著　200元
⑧仙家秘傳袪病功　　　　　　　　李遠國著　160元
⑨少林十大健身功　　　　　　　　秦慶豐著　180元
⑩中國自控氣功　　　　　　　　　張明武著　250元
⑪醫療防癌氣功　　　　　　　　　黃孝寬著　250元
⑫醫療強身氣功　　　　　　　　　黃孝寬著　250元
⑬醫療點穴氣功　　　　　　　　　黃孝寬著　250元
⑭中國八卦如意功　　　　　　　　趙維漢著　180元
⑮正宗馬禮堂養氣功　　　　　　　馬禮堂著　420元
⑯秘傳道家筋經內丹功　　　　　　王慶餘著　280元
⑰三元開慧功　　　　　　　　　　辛桂林著　250元
⑱防癌治癌新氣功　　　　　　　　郭　林著　180元
⑲禪定與佛家氣功修煉　　　　　　劉天君著　200元
⑳顛倒之術　　　　　　　　　　　梅自強著　　元
㉑簡明氣功辭典　　　　　　　　　吳家駿編　　元

・社會人智囊・ 電腦編號 24

①糾紛談判術　　　　　　　　　清水增三著　160元
②創造關鍵術　　　　　　　　　淺野八郎著　150元
③觀人術　　　　　　　　　　　淺野八郎著　180元
④應急詭辯術　　　　　　　　　廖英迪編著　160元
⑤天才家學習術　　　　　　　　木原武一著　160元
⑥貓型狗式鑑人術　　　　　　　淺野八郎著　180元
⑦逆轉運掌握術　　　　　　　　淺野八郎著　180元
⑧人際圓融術　　　　　　　　　澀谷昌三著　160元
⑨解讀人心術　　　　　　　　　淺野八郎著　180元
⑩與上司水乳交融術　　　　　　秋元隆司著　180元
⑪男女心態定律　　　　　　　　　小田晉著　180元
⑫幽默說話術　　　　　　　　　林振輝編著　200元
⑬人能信賴幾分　　　　　　　　淺野八郎著　180元
⑭我一定能成功　　　　　　　　　李玉瓊譯　　元
⑮獻給青年的嘉言　　　　　　　　陳蒼杰譯　　元
⑯知人、知面、知其心　　　　　林振輝編著　　元

・精 選 系 列・ 電腦編號 25

①毛澤東與鄧小平　　　　　　渡邊利夫等著　280元
②中國大崩裂　　　　　　　　　江戶介雄著　180元

③台灣・亞洲奇蹟 　　　　　　上村幸治著　220元
④7-ELEVEN高盈收策略 　　　　國友隆一著　180元
⑤台灣獨立 　　　　　　　　　　森　詠著　200元
⑥迷失中國的末路 　　　　　　江戶雄介著　220元
⑦2000年5月全世界毀滅 　　紫藤甲子男著　180元

・運 動 遊 戲・電腦編號 26

①雙人運動 　　　　　　　　　李玉瓊譯　160元
②愉快的跳繩運動 　　　　　　廖玉山譯　180元
③運動會項目精選 　　　　　　王佑京譯　150元
④肋木運動 　　　　　　　　　廖玉山譯　150元
⑤測力運動 　　　　　　　　　王佑宗譯　150元

・銀髮族智慧學・電腦編號 28

①銀髮六十樂逍遙 　　　　　　多湖輝著　170元
②人生六十反年輕 　　　　　　多湖輝著　170元
③六十歲的決斷 　　　　　　　多湖輝著　170元

・心 靈 雅 集・電腦編號 00

①禪言佛語看人生 　　　　　松濤弘道著　180元
②禪密教的奧秘 　　　　　　　葉逯謙譯　120元
③觀音大法力 　　　　　　　田口日勝著　120元
④觀音法力的大功德 　　　　田口日勝著　120元
⑤達摩禪106智慧 　　　　　　劉華亭編譯　150元
⑥有趣的佛教研究 　　　　　　葉逯謙編譯　120元
⑦夢的開運法 　　　　　　　　蕭京凌譯　130元
⑧禪學智慧 　　　　　　　　柯素娥編譯　130元
⑨女性佛教入門 　　　　　　　許俐萍譯　110元
⑩佛像小百科 　　　　　心靈雅集編譯組　130元
⑪佛教小百科趣談 　　　心靈雅集編譯組　120元
⑫佛教小百科漫談 　　　心靈雅集編譯組　150元
⑬佛教知識小百科 　　　心靈雅集編譯組　150元
⑭佛學名言智慧 　　　　　　松濤弘道著　220元
⑮釋迦名言智慧 　　　　　　松濤弘道著　220元
⑯活人禪 　　　　　　　　　平田精耕著　120元
⑰坐禪入門 　　　　　　　　柯素娥編譯　150元
⑱現代禪悟 　　　　　　　　柯素娥編譯　130元
⑲道元禪師語錄 　　　　心靈雅集編譯組　130元

⑳佛學經典指南	心靈雅集編譯組	130元
㉑何謂「生」 阿含經	心靈雅集編譯組	150元
㉒一切皆空 般若心經	心靈雅集編譯組	150元
㉓超越迷惘 法句經	心靈雅集編譯組	130元
㉔開拓宇宙觀 華嚴經	心靈雅集編譯組	130元
㉕真實之道 法華經	心靈雅集編譯組	130元
㉖自由自在 涅槃經	心靈雅集編譯組	130元
㉗沈默的教示 維摩經	心靈雅集編譯組	150元
㉘開通心眼 佛語佛戒	心靈雅集編譯組	130元
㉙揭秘寶庫 密教經典	心靈雅集編譯組	130元
㉚坐禪與養生	廖松濤譯	110元
㉛釋尊十戒	柯素娥編譯	120元
㉜佛法與神通	劉欣如編著	120元
㉝悟（正法眼藏的世界）	柯素娥編譯	120元
㉞只管打坐	劉欣如編著	120元
㉟喬答摩・佛陀傳	劉欣如編著	120元
㊱唐玄奘留學記	劉欣如編著	120元
㊲佛教的人生觀	劉欣如編譯	110元
㊳無門關（上卷）	心靈雅集編譯組	150元
㊴無門關（下卷）	心靈雅集編譯組	150元
㊵業的思想	劉欣如編著	130元
㊶佛法難學嗎	劉欣如著	140元
㊷佛法實用嗎	劉欣如著	140元
㊸佛法殊勝嗎	劉欣如著	140元
㊹因果報應法則	李常傳編	140元
㊺佛教醫學的奧秘	劉欣如編著	150元
㊻紅塵絕唱	海 若著	130元
㊼佛教生活風情	洪丕謨、姜玉珍著	220元
㊽行住坐臥有佛法	劉欣如著	160元
㊾起心動念是佛法	劉欣如著	160元
㊿四字禪語	曹洞宗青年會	200元
(51)妙法蓮華經	劉欣如編著	160元
(52)根本佛教與大乘佛教	葉作森編	180元

・經 營 管 理・電腦編號 01

◎創新經營六十六大計（精）	蔡弘文編	780元
①如何獲取生意情報	蘇燕謀譯	110元
②經濟常識問答	蘇燕謀譯	130元
④台灣商戰風雲錄	陳中雄著	120元
⑤推銷大王秘錄	原一平著	180元

⑥新創意‧賺大錢	王家成譯	90元
⑦工廠管理新手法	琪　輝著	120元
⑨經營參謀	柯順隆譯	120元
⑩美國實業24小時	柯順隆譯	80元
⑪撼動人心的推銷法	原一平著	150元
⑫高竿經營法	蔡弘文編	120元
⑬如何掌握顧客	柯順隆譯	150元
⑭一等一賺錢策略	蔡弘文編	120元
⑯成功經營妙方	鐘文訓著	120元
⑰一流的管理	蔡弘文編	150元
⑱外國人看中韓經濟	劉華亭譯	150元
⑳突破商場人際學	林振輝編著	90元
㉑無中生有術	琪輝編著	140元
㉒如何使女人打開錢包	林振輝編著	100元
㉓操縱上司術	邑井操著	90元
㉔小公司經營策略	王嘉誠著	160元
㉕成功的會議技巧	鐘文訓編譯	100元
㉖新時代老闆學	黃柏松編著	100元
㉗如何創造商場智囊團	林振輝編譯	150元
㉘十分鐘推銷術	林振輝編譯	180元
㉙五分鐘育才	黃柏松編譯	100元
㉚成功商場戰術	陸明編譯	100元
㉛商場談話技巧	劉華亭編譯	120元
㉜企業帝王學	鐘文訓譯	90元
㉝自我經濟學	廖松濤編譯	100元
㉞一流的經營	陶田生編著	120元
㉟女性職員管理術	王昭國編譯	120元
㊱ＩＢＭ的人事管理	鐘文訓編譯	150元
㊲現代電腦常識	王昭國編譯	150元
㊳電腦管理的危機	鐘文訓編譯	120元
㊴如何發揮廣告效果	王昭國編譯	150元
㊵最新管理技巧	王昭國編譯	150元
㊶一流推銷術	廖松濤編譯	150元
㊷包裝與促銷技巧	王昭國編譯	130元
㊸企業王國指揮塔	松下幸之助著	120元
㊹企業精銳兵團	松下幸之助著	120元
㊺企業人事管理	松下幸之助著	100元
㊻華僑經商致富術	廖松濤編譯	130元
㊼豐田式銷售技巧	廖松濤編譯	180元
㊽如何掌握銷售技巧	王昭國編著	130元
㊿洞燭機先的經營	鐘文訓編譯	150元

國家圖書館出版品預行編目資料

八卦三合功／張全亮著──初版
──臺北市；大展，民85
面；　　公分──（養生保健；22）
ISBN 957-557-659-4（平裝）

1. 氣功

411.12　　　　　　　　　　　　　　　85012218

行政院新聞局局版臺陸字第100859號核准
北京人民體育出版社授權中文繁體字版

ISBN 957-557-659-4

八卦三合功

著　　者／張　全　亮

發行人／蔡　森　明

出版者／大展出版社有限公司

社　　址／台北市北投區（石牌）

　　　　　致遠一路二段12巷1號

電　　話／(02) 8236031・8236033

傳　　眞／(02) 8272069

郵政劃撥／0166955－1

登記證／局版臺業字第2171號

承印者／高星企業有限公司

裝　　訂／日新裝訂所

排版者／千賓電腦打字有限公司

初　　版／1996年（民85年）12月

定　　價／230元